Anton Delbrück

Die pathologische Lüge

Pseudologia phantastica

1891

アントン・デルブリュック

空想虚言者

訳

秋元波留夫

創造出版

「空想虚言者」について

加賀乙彦

　「空想虚言者」という言葉は，日常の用語としても裁判用語としても，さかんに用いられている。しかし，現在の用いられ方は，厳密に定義された精神医学用語としてではなく，いささか安易な形容語，または間違った内容の言葉として，乱用されている向きもあり，それがスイスの精神科医アントン・デルブリュックによって1891年に記載され，命名された内容とは異なったものになってしまっている。用語の内容を正確に把握するためには，「空想虚言者」を最初に記述してその概念を整理したデルブリュックの原典にあたってみることが必要である。秋元波留夫氏のこの翻訳は，ばらばらな意味で勝手に用いられている現在の「空想虚言者」を統一した意味において用いて，お互いの議論を正確に行ない，また精神鑑定や精神医学的診断を，きちんと統一概念にするためには，どうしても必要な労作である。この原典が翻訳されたことによって，司法精神医学や裁判の現場における「空想虚言者」の意味内容が正しくとらえられることになったと私は思う。

　最近，「正常者」として死刑の判決が確定したオウム真理教の松本智津夫（麻原彰晃）の診断についても，「空想虚言者」という診断は多くの精神科医によって下されており，とすれば彼が裁判官によって「正常人」だという判断をされたことは，裁判官が「空想虚言者」の意味内容を正しく把握していなかったことを示すことになる。私は，オウム真理教の裁判において，松本智津夫という人物に，多くの若い男女がマインド・コントロールを受けてしまい犯行に及んだ事実を，科学的に証明し追及するうえで，このデルブリュックの原典における記述が大きな理解力と科学的正確さをもたらすであろうと思う。

　デルブリュックは，8例の症例を詳細に示すことによって，これらの症例に共通した症状を認め，それを「空想虚言者」として一括した。まず，ルーマニア王の私生児であると主張して多くの人々をだました女性が紹介されている。また，人格異常の家系に生まれた上流階級の女性は，王家の

家系であるとか暗殺の現場にいたとかいう荒唐無稽な話で人をだましていたが，本人自身もその虚言を事実として信じていた。第3例はやはりあり得ないような幻覚や話を人に話して信じさせ，自分も信じている店員である。第4例は，窃盗，詐欺，文書偽造などを行なった女で，自分は親類だと言って他人を信じこませその家に泊まりこみ，高価名物品を盗んで逃げた。第5例が70歳の夜警で，その人生の間にさまざまな嘘によって人をだました。第6例は，哲学の学位をとったと恋人をだまして結婚した男で，さまざまな嘘によって恋人やその家族をたぶらかした。第7例はプロテスタントの男で，カトリックに改宗したが，神父に対して，さまざまな嘘，法螺，浪費の借り倒しをし，ついには借金だらけの生活を送った。第8例は，詐欺犯の男で，自分は北米軍の将軍でアメリカ合衆国の代表であると称して，莫大な借金を負っても平気でいた。

　これらの症例は，男女あり，社会的身分も異なっていたが，まず嘘をつくという点が一致している。この嘘は，他人を信じこませることによってしばしば詐欺行為を行なうが，同時に自分自身も信じているところに特徴がある。

　「空想虚言者」は，文学作品にも描かれていて，ケラーの『緑のハインリヒ』やドーデの『タラスコン』にその見事な描写がみられる。ゲーテは『詩と真実』の第Ⅱ巻で，自分が空想したことを事実だとして友達に語る傾向があったと告白している。

　ところで「空想虚言者」の嘘は，意識的な嘘ではなく，嘘がいつのまにか事実だと信じられるところに特徴がある。もう一つ，記憶錯誤（過去の記憶を間違って想起すること）と空想虚言との差異について，デルブリュックは的確に論じている。空想虚言者は多くの記憶錯誤を示すことは事実として認められるが，空想虚言者では，それが他人をだまし，ときには納得させる「比類なき嘘の手腕」を持っているところに特徴があるのだ。また「空想虚言者」はデルブリュックがその症例で証明しているように，ヒステリー，うつ病，躁病，パラノイア（系統だった妄想を持つ病）などの人々と親和性が高い。オウム真理教の松本智津夫が拘置所内で拘禁反応（拘禁によるヒステリー，心因反応）の状態だというのが，秋元波留夫氏をはじめ，多くの精神科医，また私の診断だが，これはデルブリュックの「空想虚言者」の記述と一致するのである。

出版にあたって

秋元波留夫

　最近，空想虚言症 - プソイドロギア・ファンタスティカ - という言葉をあちこちで耳にするようになった。しかし，私の見るところでは，この言葉が独り歩きして，各人勝手な解釈で使われているようである。

　この言葉はすでに100年以上前に，スイスの精神科医アントン・デルブリュックが，この本の副題にもあるように，正常者と精神病者の中間とも言うべき人にみられる症候群，つまり今日の用語を用いれば，人格障害はもちろん明らかな脳障害にも出現する症候群として用いられている。デルブリュックがこの定義に該当すると思われる症例を考察し，司法精神医学的に，これらのあいまいな精神症状に対して，もっと厳密な考察を下すことを求めたために書かれたものである。症例のほとんどは，彼がスイス，チューリッヒ郊外・ブルグヘルツリ病院でヴァン・ホルスト教授の指導の下に，教授称号取得のための学位論文（ディッセルタチオン，わが国の学位論文に相当する）としてまとめられたものである。この本を読むと，空想虚言症の特徴がどこにあるか，それはいかなる点で単なる空想者あるいは虚言者と異なるかがきわめて詳しく考察されている。このデルブリュックの提唱はエミール・クレペリンによって継承されたが，クレペリンは，これを主として人格障害を意味せしめ，詳しい考察を加えている。

　私がデルブリュックのこの空想虚言症の著作に注目したのは，もう随分前，金沢大学在任中これとそっくりの青年の症例に遭遇し，これを報告した時のことである。私は，やはりデルブリュックと同様，これは症状群であると見ているが，今日，東京地下鉄サリン事件などの，通常の犯罪とは全く異なった性質を帯びるものであり，この空想虚言症者の暗示のもとにロボット化された「高弟」たちによって実行された集団犯罪であり，空想虚言症に関する知識なくしては理解が不能である。その証拠には，わが国では司法でも空想虚言症なる言葉こそ用いられたけれども，デルブリュ

出版にあたって

ックの意味する空想虚言症としてのしっかりした判断に基づくものではなかった。したがって，麻原裁判を通じて，結局，麻原彰晃なる人物および彼の弟子たちの集団犯罪の本質を理解することはできなかったのである。

空想虚言症のような，頭の弱い人間に起こりやすい兆候が，いわゆる拘禁反応である。拘禁反応は言うまでもなく，仮病とは異なって，裁判に対する恐怖，裁判からの逃避，ひいては現実否定であり，今日の精神医学は，これを自己意識解離と称している。法廷あるいは拘置所では，このような心因反応が空想虚言を背景として起こりやすいのである。

麻原彰晃こと松本智津夫もその例外ではなく，裁判開始後からまもなく，この解離症状を呈し，現状に病んでいるのである。解離の下では，外界拒否がもっとも顕著な症状であり，したがって，審議不能な状態にあることは明らかである。解離症状は心因反応であるから，環境条件によってはその解消も不可能ではない。麻原彰晃こと松本智津夫に対して，これらの実際の明白な事実を無視して，死刑の判決が確定したことは，わが国の司法精神医学が国際的な空想虚言症についての的確な知識と識見を欠いた非科学的な結論を下したものと断ずる他はない。このようなわが国の状況を考慮してここにデルブリュック著・空想虚言症の一篇を翻訳出版する次第である。

この本の刊行にあたり，加賀乙彦さんよりまことに貴重な一文を寄せていただいた。記して感謝の意を表したい。

2007 年 2 月

アントン・デルブリュック空想虚言者●目　次

「空想虚言者」について　　加賀乙彦　　i

出版にあたって　　秋元波留夫　　iii

はじめに ……………………………………… 1
I　　　………………………………………… 11
II　　　………………………………………… 31
III　　　………………………………………… 55
IV　　　………………………………………… 85
V　　　………………………………………… 101
VI　　　………………………………………… 119
おわりに ……………………………………… 129

訳者略歴・主著　　138

はじめに

　精神医学の分野では，ある症例に特定の名前をつけるのがしばしば困難である．とくに，病院の入退院の統計リストに特定の診断名を書かなくてはならない時に困ることが多々ある．第一に，多くの患者は来院の原因となった急性疾患が進行する前に退院する．この症例は治癒するものなのか，多少とも欠陥が残るものなのか，その時点では確実ではない．どのように考えるかによって，「うつ病」と診断されたり，「二次精神薄弱」と診断されたりする．患者は「回復し」，あるいは「治癒しない」まま退院することになるが，急性期以後も同様の症状を発現する可能性は十分にある．ここで，けっして稀ではない症例を例として挙げる．この症例は「うつ病」と呼ぶことも「躁病」あるいは「急性精神障害」と呼ぶこともできる．このタイプの疾患は，とくに青少年期から精神的に完全には正常ではない遺伝的負荷を受けた個人で見られる．このような患者では時として，急性精神病は単にパラノイアの増悪と解釈されることがある．また，てんかん，ヒステリー，痴愚患者では，ただの単独精神病ではないように見えたり，単なる関連基礎疾患の急性増悪ではないように見える多様な急性疾患症状が観察される．どの視点により重点を置くかによって疾患の名前が選ばれるが，疾患を「治癒」，「回復」，あるいは「未治」とするかどうかは，非常に困難な選択であることが多い．したがって，場合によっては，同じ患者を同じような理由で「治癒」あるいは「未治」とリストに記載するという困った結果が生じる．

　このようなやっかいなことが生じるのは，実際の病像がけっして典型的なものではないため，教科書に書かれていることから判断することができないからである．実際の場では，様々なタイプの多様な移行型にお目にかかる．現在では，このような移行型の存在はかなり一般に認められているが，どのくらいの頻度でこの型が発現するのか議論することは，無意味な

ことである。たしかに，ある症例を「純粋な型」であると呼ぶか呼ばないかは医師次第である。私は，移行型と呼ぶのは妥当であると考える[1]。全体的に見た場合，このような状況は統計上では非常に都合が悪いが，明らかに精神障害である場合には，診断をひとつの言葉だけで示さなければならないのでなければ，ほとんどの場合，個々の症例に対して，少なくともほぼ正しい診断や予後を示すことはそれほど困難なことではない。

しかし，様々なタイプの疾患の間の移行型ではなく，むしろ精神病と健常状態の間の移行が問題になるような場合には，事情は全く別である。完全に正常な精神と精神病の間にはそもそも厳密な境界線など存在しないことは，すでにしばしば強調されていることであるが，まだけっして一般的には認められていない[2]。このような状態を実際面で，とくに司法関係において，正しく評価することはたいへん重要なことである。精神病に関連する分野ではまだ明確さがあまり主流になっていないために，正しい評価が重要になってくると思われる。というのは，この問題は社会的にたいへん重要であるため，当然ながら専門家のみが意見を述べるのではなく，門外漢，社会，立法関係者も口をはさむことになり，専門家の判断は影響を受け，実際に専門家は理論的にはこうだと確信していることと一致しない態度決定を求められることがあるからである。

各人が持つ主観的な感情から，ほとんどの人間は人間の意思の完全な自由が実際に存在すると考える。法律学はこれを根本的前提とし，これなくしては刑罰も，そもそも刑法も存在しない。健康な人間の意思は自由だが，精神病患者の意思は自由ではない。自由な意思に対してのみ，責任を負わせることができ，精神病患者の自由ではない意思には責任を負わせることはできない。ところが時には「比較的自由な意思」という言葉が口にされる。自由であると同時に制限された意思，すなわち自由ではない意思などというのはナンセンスである。

立法は長く意思の自由という概念を受け入れ，それを帰責原理としてきたので，立法が帰責能力低下という概念を認めないならば，全く矛盾は生じない。したがって，帰責能力と責任能力不在は正反対の，たがいに完全に両立しない概念である。両者の中間概念や，精神の健康な状態から病ん

だ状態への移行などには全く入りこむ余地はない。

　これらの概念は多かれ少なかれ立法の基礎であり，とくに，公衆の偏見にまだ深く根を下ろしている。以上より得られる結論は明白である。すなわち，人間には常に絶対的な間違い，完全な誤りをおかす可能性があるので，全ての疑わしき症例では精神病であると明言することを当然避ける。該当者が精神病であるかどうか不確かな時には，すなわち，推定が鋭く対立する場合には，完全に健康である可能性のみを提示する。

　したがって市民権に関し，裁判官はほとんどの場合，精神病であると納得できない人間に対しては禁治産の宣告を下すことを拒絶する。そのため，しばしば不都合な事態が生じる。ある人間が病気で，どんな素人が見ても明らかに病気だと納得がいく場合には，周囲の者はいざという場合には病人から被害を被らないように用心し，対策を講じることもできるが，一見健康に見える精神病患者では，周囲の者が病人から身を守り，被害を受けないようにすることが重要である。そのためには，施設に収容することのみが必ずしも常に必要なのではなく，ときには禁治産の宣告を下すだけで十分な場合もある。たとえば商人の場合，事情によっては，禁治産宣告によって，取引先の財産や自分の財産を完全に破産させるような取り引き契約を結べないようにするだけで完全に十分である。誤った人道主義から裁判官が禁治産宣告を下すことを拒否すると，場合によっては大きな災いが引き起こされることも考えられる。しかし，裁判官が精神病者に禁治産宣告を下そうとしないからといって裁判官をけっして非難してはならない。一方，自分が健康だと言う者が精神病だと宣言された場合には，憤慨は常に大きい。

　刑法の分野においても，同じように大きな災いが生じる。健康と精神病は厳密に対立するものと考えると，犯罪者の取り扱いには3つの可能性しかない。すなわち，犯罪者を刑法法令集の条項に則って処罰するか，もしくは精神病院に監禁するか，もしくは精神病患者として自由にうろつき回らせるかである。最後の場合には，社会はこの犯罪者から全く守られず，最初の場合にはこれは十分な方法ではないことがしばしばある。たとえば，泥棒常習犯では多数の窃盗や詐欺を働き，ついには複雑な追加例によって

はじめに

刑量が多くなりすぎ，社会に害を及ぼすことはなくなるが，拘留期間が終了する前に死亡するいうことが考えられる。また，公共の利益に害を及ぼす精神病患者を一生精神病院に隔離すれば，社会はたしかに安全である。だが，そのような患者の多くは，施設には大きな負担である。後から別の方法でも害がないことが明らかにされるかもしれない。精神病患者を一生隔離することは非情なことであり，その世話は国にとって負担である。だからといって，試しに彼らを解放すれば，彼らは再び管理や監視を免れることになる。

犯罪者の更生はあまりうまくいっていない。多くの犯罪者は精神病院と同様に，刑務所でも粗末に扱われる。このような犯罪者には，矯正施設が妥当だと思われる。しかし，矯正施設には専門的な知識を持った心理学的指導はなく，達成しようとしている目的は，実際には刑務所や精神病院に比べほとんどの場合はるかに少ししか達成できない。

このような不都合な事情については，ここでは単に大まかに示すにとどめる。本論文では，医学的な専門知識にとってとくに重要な事柄について詳細に述べたい。帰責能力低下の概念は，長く立法関係者のなかには存在しなかったので，当然，決定を要する問題には常に専門的知識が要求される。多くの場合，人間は自分の個人的な信念に基づいてあれかこれかを決定する。したがって，自分の専門家としての意見が自分の信念に反して発表されるという困った立場に立たされた場合には，当然2つの災いのなかから小さいほうを選択する。しかし，どちらのほうが災いが小さいか決めるのは，場合によっては非常に難しい問題である。実際には，2つの専門的知識が異なる見解を示すことは大いにありうることである。見解が相違すれば，必然的に裁判官や大衆は当然ながら絶対的に対立しているように見え，どちらかが絶対的に間違っていると考える。

これによって生じる混乱は，次のような状況によってさらに大きくなる。精神医学の分野では最近，犯罪常習者の行為は全て病的，すなわち脳器質の異常に起因することが次第に確信されるようになってきたので，多くの専門家は精神障害が疑わしい症例では，可能な場合病者であると決定する傾向が見られる。このような場合には，社会は犯罪者による損害から十分

に守られておらず，正・不正を識別する感覚が公然と侵害されていると人は考える。そのため，また別の専門家たちは，このような専門家としての意見を発表すれば不信を招くと考え，逆の態度，すなわち，疑わしい症例では精神的に健康であると表明する傾向がある。この時，専門家は意図せず，自分の論証を確認するために，疾患を無意識に潤色して表現する危険がある。「病的症状は抑えられている，もしくは少なくとも副次的に治療されている」，あるいは，「詳細に示すことができる程度ではないが病的症状が認められる」というように[3]。このようにして，時として一見非常に対立する専門家の意見が提示されることになり，当然ながら精神科医が不信を招く危険がある。しかし，責任は精神科医側にのみあるのではない。大部分は裁判所側からの合目的的でない問題提起に責任がある。

　立法機関の多くの決定ではすでに見解が提示されているが，それが不確実であるような見解，すなわち帰責能力が完全に相対的概念であるというような見解が無条件に効力を発揮する時のみ，このような事情は大幅に改善されるだろう。このような見解は，たとえば少なくとも若干の立法で見られる「帰責能力の低下」の概念や若年者に対する規則の根底に存在する。

　科学はすでに，絶対的な意思の自由などというものは存在しないとかなり一般的に考えるようになってきた。また，法律学者は意思の不自由という概念になじみ始め，もはや刑罰や刑法に絶望的な気持ちを抱く必要はないと考えるようになった。たとえば，Hertz（「不法行為と刑法の一般教義」）は，意思の自由はけっして法的帰責の前提ではなく，多くの場合，法的帰責は意思の自由からけっして演繹的に推論することのできないものであることを証明した。罪と罪に対する帰責の唯一の前提条件は，該当する違法行為を行った者の，基準に反した行動をしたという意識である。ある個人がそもそもこのような意識を持っているかどうか，したがって帰責能力があるかどうか —— これは具体的な事例の帰責に関連して不利になるような決定をしないという概念である —— は，その個人が権利のこの範疇をそもそも知っているかどうかに依存する。「私が帰責能力があるとして誰かの名を挙げたとすれば，その人物の知性は権利の概念を受け入れることができ，法的に許されることと許されないことに関する知識が彼の精神的所有

はじめに

物であるということを単に述べているだけである。」Hertz は，未成年者については，なんらかの責任を負う人物が持つべき精神的成熟度は徐々にしか獲得されないことを指摘した。これは，移行期にある人物において，この人物が個々の事例において帰責を決定するのに必要な意思を持って行動したかどうか決定することをたいへん困難にしている。しかし，発達障害によって精神的に成熟度が低いままであったり，あるいは精神障害のために精神程度が低い場合もある。したがって，精神の成長が異常な場合には，個々の事例において帰責を決定するのに必要な意思を持って行動したかどうか決定することは，未成年者におけると同じように，非常に難しい。Hertz は，後者の場合には，立法者はここで示した証明の困難さを，処罰資格に特定の年齢制限を設定するという方法，反証によって論破することのできない前提によって厳然と切り離していると述べている。しかし，精神異常者における証明の困難さは，どのようにすれば排除することができるだろうか？ いずれにせよこの考えは Hertz の定義にぴったり当てはまるので，帰責能力の概念は一つの全く相対的な概念であることを受け入れなければならない。

　この問題がどんなに扱いにくいものであるかは，次の状況からも明らかである。Hertz は具体的な事例においては，違法な行動をしているという意識を罪の前提条件としている。しかし，意識の強度は多様であり，意識と無意識の間にたとえ境界があったとしても，多くの場合確実に確認することはできないし，個々の事例において違法であるとの意識が存在していたかどうか明らかにするのは，きわめて困難である。また，場合によっては，違法であるとの意識と合法であるとの意識が同時に存在することも考えられる。これをどのように理解するかについては，本書で詳細に説明するつもりであるので，ここでは手短に述べるにとどめる。

　これについてもうひとつ述べる。Hertz の帰責能力概念には，どんなに多くの正当性があるとしても，私にはあまりにも狭小な考えだと思われる。人間というのは，一般に違法な行動をしている時に，違法なことをしているという意識を快適に感じたり，病的な衝動に抵抗を感じないような，風変わりな存在ではない。たしかになかにはこのような人間も存在するが，

しかし, 当然ながら, 抵抗能力もまた相対的な概念である。人間はその人生のうちに正しくない行為を多数行う。このような場合, 全てにおいて, 彼は自分を襲った衝動に抵抗することができなかったのである。逆に, 因果律に基づくと, 彼は必然的に自分が行動した通りに行動しなければならなかった。そうでなければ, 彼の行動はそういう結果には至らなかっただろうということになる。このような観点から, ある人間が正常であるか健康であるか, したがって帰責能力があるかを明らかにすることができるであろう。すなわち, 自分の衝動に抵抗できない状態にあるか, あるいは, 正しいことを行い正しくないことを思いとどまる状態にあるか, である。一方では, 一生けっして誘惑に陥らず, 違法行為をせず善良で, あらゆる立場にうまく適応することのできる人間がいる。このような人物は無条件に帰責能力がある。またもう一方では, 病的な行動衝動とあらゆる思考がめまぐるしく変化するために, 思考が彼の意識のなかに現われるや否や, 正しかろうが正しくなかろうが, 考えをただちに実行に移す躁病患者がいる。彼の衝動に対する抵抗力はゼロである。このような躁病患者は明らかに帰責能力に欠ける。しかし, この両極端の間にはあらゆる考えられるかぎりの移行型が存在する。したがって, 正常と異常の間, 帰責能力がある場合とない場合の境界をどこかに定めなければならない。

　多くの場合, 法規にしたがって行動する人間のこの能力は, 「外界(他の人間も含む)の力に対する人間の精神の可能なかぎり適切な適応」と呼ばれる。[Forel: 2つの犯罪心理学事例:スイス刑法専門雑誌II, I 参照]。しかし, たとえどのようにこの概念を定義したとしても, いずれにせよ常に相対的な推定が必要であり, この事実を認めれば, 実用的だと思う。

　問題を犯罪の側から考えると, 現代の刑法では非常に厳しく刑罰における目的の動機が強調されている。しかしHertzは, どんなに認めようとせずとも, 今日の刑法では安全を保障するという目的が大きな役割を果たしていることを指摘している。犯罪者の改心と大衆の安全保障が刑罰の2つの根本的な目的であることは疑う余地のないことであるが, 明白な帰責能力を有する者から有さない者まで, 多くの事例に注目してみると, 精神

はじめに

病学的観点から改心させるという目的が問題にならない程の犯罪では，安全を保障するという目的の重要性がますます高くなることを認めざるを得ない。合目的的動機といった点から見ると，相前後する一連の境界事例では，刑罰の必然性も同程度であると考えられる。したがって，どのように多様な傾向があろうとも，「帰責能力が低下」している者ではそれを「酌量減軽の事由」であると考えることは，完全に間違っている[4]。このような経験に根拠を得て，大衆は，今日の医学専門家の措置は確実性が不十分であると苦言を呈している。

非道徳的な人間は嫌悪感を抱かれて当然であり，それゆえ刑務所に収容されるが，精神病患者は同情を必要とし，それゆえ精神病院で世話を受けなければならない。しかし私は，いわゆる非道徳的な人間と道徳的に狂っている人間の間の本質的な相違は絶対に確認できないと思う[5]。

両者は同程度に嫌悪すべき痛ましい存在であり，このような人間が収容される施設を「刑務所」「矯正施設」「精神病院」と呼ぶかどうかという公的な見解は重要ではない。該当する施設を選択するに当たっては，犯罪者の改心と社会をできるだけ保護するという目標を，どこで最も満たすことができるかということが問題になるだけである[6]。

最後に，多くの境界事例において2人の専門家の意見がたがいに異なる場合，この2つは一方を必然的に誤っているとして対立する見解ではなく，基本思想のニュアンスが異なる見解であるということを手短に述べておく。そう考えれば，専門家が個々の症状を根拠のない方法で強調するというような危険を冒す必要はなくなる。実際には存在しないなんらかのタイプを作り上げようと努力するのではなく，簡単に心理学的に説明しようとするだけでよい。私たちが考察の最初に出発点とした，このような類型学の誇張に対する反対は，法精神病理学にとっても重要である。

注

1) 原文 p.2 の 1) たとえば Arndt（教科書，1883）や Fuerstner は反対意見である。後者は「はるかに多くの症例では，たがいに移行したり入れ代わることのない，十分に特徴的な型の精神病を言葉で表現することができる」と主張している（「精神障害の詐病について」精神病患者および神経病患者記録集，XIX，P.601）。
2) 原文 p.3 の 1) たとえば p.11 の注 2（訳文 p.7 の注 5）で引用したクラフト‐エビング参照
3) 原文 p.6 の 1) このような危険は当然，病気と健康な状態は根本的に対立するものであり，精神病はほとんどの場合典型的な病像を辿ると考えている精神科医でとくに見られる。多くのいわゆる境界症例は病気でも健康でもない。精神科医があるタイプの疾患が存在することを証明しようと思うなら，そのタイプを表現するためには該当する病像を必ず歪曲しなければならない。健康であることを証明しようとすれば，疾患症状を隠蔽しなければならない。したがって，必要なだけ概念を制限した時にのみ存在するが，実際には存在しないような症例では，詐病であると言いたくなる。
4) 原文 p.11 の 1) たとえばクラフト‐エビングの法精神病理学教科書参照。「新しい刑法立法においては，酌量減軽の事由の確立は，精神的に健康な状態と精神病との間のどっちつかずの状態に対する救いである。」（ヒステリーからの一節）。Fritsch も同様の発言をしている。「精神錯乱等による詐病について。心理学年報Ⅷ，p.115」。
5) 原文 p.11 の 2) これとは逆の意味で，たとえばクラフト‐エビングは，上記引用書の p.244 で，「道徳的に精神錯乱している一見犯罪者だと思われる人物を，欠陥教育と恣意的悪習没入によって生じた外見からは全く同じように見える犯罪常習者と区別することは，今日では刑法育成の基本条件である。あるいは，罪と刑罰の概念を放棄し，公共の利益に有害だという概念のみをしっかり維持することができる基本条件である。」と述べている。
6) 原文 p.12 の 1) 新しい原理に基づいてこのような施設をどのように建設すべきかについては，Forel の「何故，いつ，どのように，人を精神病院に監禁するか？」参照。「チューリッヒ精神病患者援助団体報告書，精神障害，法律，道徳および刑務所，1884。

I

　本書の目的は，ここで私が論じる症例とその解釈の一般的な意義を示すことである。刑法の育成に多数欠けているところを指摘するとするなら，これに関する可能なかぎり多くの報告を行うことによって，私が主張する，精神障害から健康への知覚できない移行型の存在を証明することが精神科医としての任務である。しかしここでは，いわゆる境界症例について報告することは，健康者ではあまり見られないが二，三の人間において確実に異常な程度にまで達する，今まで恐らくあまり考察されていない症状に注目することに比べると，さほど重要ではないと思われる。また，全病像の中心に存在しその後まさに疾病特徴的となる病的症状，あるいは全病像の評価においてより副次的だが常に特徴的な意味を持つ病的症状，あるいは昔から知られている多様な病像に随伴症状として発現する病的症状に比べると，さほど重要ではないと私には思われる。

　Forelは講演のなかで，「『精神障害と精神的に健康な状態の移行型』[1]は，『青少年期にすでに顕著に，病的欲求，空想嘘，詐欺話をでっちあげようとする傾向が強く，真実を再現する能力が欠如し，信頼性に欠けている』型の人間を断片的に描写したものである」と語った。「彼は刑罰に気持ちを動かされなかった。彼は感じがよく，調子がよく，友好的で，たぶん労働意欲は欠如していなかったが，彼が実際に考えていたことは誰にもわからなかった。心理学的に厳密に彼を徹底的に研究しようとしたある専門家は，最終的に，彼自身自分が何を考えていたのか正しく理解していないという確信に達した。というのは，ぼんやりした概念から金銭的な利益を引き出すことはよく理解していたにもかかわらず，彼はけっして明確な思考をすることができなかったからである。彼はひょっとすると，大学の学位を持った者として，こじつけ話をする弁護士として，代理業者として，あるいは商人として成功をおさめるかもしれない。しかし最終的には，自分

I

が全くあるいはほとんど何も認知していないことに次第に気づき，それを軽視するようになる。彼は運次第，手腕次第で，金持ちになったり破産者になったり受刑者になるだろう。彼の冷淡な，倫理的に愚かな性質は，この多様な結果にほとんど影響を受けない。これが異常な，すなわち病的詐欺師である。」

私は以前にハンブルグで1人の女性患者を詳しく調査した。この患者は多くの点で，この断片的描写を思い出させた。偶然に，ここブルグヘルツリでも類似する3つの症例に出会った。これらの症例はまとめるだけの価値があると私には思われた。最終的には院長のForel氏が，最初に述べる以前ブルグヘルツリで観察した症例に私の注意を向けてくれた。それではこれより，この患者の病歴について述べる。

* * *

C．R．1860年頃オーストリア生まれの女中。貧しいブドウ園労働者の娘であるが，捨て子だったという説もあった。両親と親類に関する供述は全くない。患者の名前さえも定かではない。怠惰な子供で男の子の遊びだけを好んだとのことである。15歳までには生理が始まり全く苦痛はなかった。その後はしばしば不規則で非常に量が多かった。

1880年春にD伯爵の子供の女中になった。伯爵自身は彼女の狂信的で無遠慮な目つきが気に入らなかったのだが，牧師のたっての薦めで彼女を雇ったと伯爵は述べている。彼女は小説を読みふけり，任された子供の面倒を見ず，自分はスペインの王女で，そのうち大金持ちになりスペインに豪華なお城を持つのだと言っていた。ある時叱責された後，彼女は硬直性けいれんを起こし，白目をむき，聖母マリアと天に恍惚として呼びかけた。呼ばれた医師はヒステリーで萎黄病であると断言した。女中として全く役に立たず，多くの者は彼女が眩暈の発作のせいで頭が変になったと考えたので，1880年5月15日より，さしあたり3週間病院に移され，その後4カ月間を修道女のいる教護院で過ごしたが，彼女を詐欺師と考えた伯爵によって最終的に解雇された。伯爵の家では彼女は女中のKと親しかった。彼女はKに，自分はルーマニアの王様の私生児であり，ハンガリーの大司

教の姪であると語っていた。彼女はKにしばしば手紙を渡したが，それは彼女が言うには，枢機卿-大司教自身が彼の姪の女友達にと書いたものだとのことであった。その手紙は下手で間違いだらけだったのでKは不思議に思ったのだが，Rは枢機卿はハンガリー人でドイツ語をうまく話したり書いたりできないせいだと説明した。Kはまた，枢機卿が手紙を郵便局から送っていないことを奇異に感じたが，Rの説明では，枢機卿は手紙が横取りされて，姪の居所が口座を手に入れようとして彼の命を狙っている敵の知るところになることを恐れ，あえて郵便局から送らないのだとのことであった。枢機卿はすべての手紙を，命をかけてちゃんと配達することを誓っている親密な使者を通じて送ったということだった。手紙は良質の便箋に女性の字で書かれていたが，Rの筆跡ではなかった。文体と正書法から，書き手の女性はあまり学校教育を受けていないことが判明した。手紙はローマとエルサレムから送られたことになっていた。この手紙はひどくもったいぶった大げさなものだった。枢機卿は，追及の手が迫っている自分の姪に，このように勇敢な友人が見つかったことを喜んでいた。枢機卿はこの友人に対して祈りの言葉を唱え，彼女のために祈り，彼女の友人に忠実であるよう，彼女の友人を守るよう，勧告した。折に触れて，Rが高貴な生まれであることなどがほのめかされた。Rの嘘を信じたKはこれに心を動かされ，Rに総額135フロリンを貸した。この時Rはすでに伯爵家を出た後だった。1882年11月にKは一度Rを訪問したが，その時Kには信じられないようなことが起こった。Rはドアに内側から鍵を掛け，2本のろうそくに火を灯し，テーブルの上に十字架と一緒に置き，その前に短剣を置いて，もし誓わなければKを刺し殺すと言って，Rにお金を貸したことを誰にも言わないことを誓わせた。1883年にRは一度，Kの家に拳銃を持ってやって来て，以前Kに渡した手紙を返すように要求した。Rが言うには，その手紙には，Rの命を狙っている追跡者にRを引き渡せば手付け金として1,000フロリン，彼女を殺害すれば95,000フロリン与えると書いてあるとのことだった。KはRの言葉と断固とした態度，拳銃に怯え，枢機卿-大司教が「姪」に警告を与えるために送り，適当な時期に部下によって取り戻すつもりだったという手紙を引き渡した。

I

　RはR.の教護施設からH.の医師Mの所にやって来た。RはMの家族を1879年から知っており，親しくしていた。M家の人々は，彼女は貴族の生まれで，追われていると思っていた。彼女はそこでは目立たないように，半分は私有農地や農園に住んだ。RはこれについてKに，自分は追手から身を隠さなければならないのでMのところに滞在しているのだと説明した。

　Rは1881年2月24日，1880年12月27日に通りを歩いていて，突然知らない男性に短刀のようなもので右第3肋骨あたりを刺され，驚愕と失血のためしばらく気絶し，その後家までかろうじてたどり着き，2週間ベッドから離れられなかった，と裁判所に訴え出て，調書のために供述した。そもそもRがこの暗殺未遂事件について1881年2月24日以前に誰かに話したかどうか，私が入手することのできる情報源から知ることはできなかった。裁判医は1881年3月23日に，該当する場所に長さ0.5 cmのほとんど見えないくらいの縁が赤くなった傷跡があるのを確認した。衣服と上着には1 cm以上の穴があいていたが，裁判医が考えた通り，その傷跡は短剣による刺し傷によって生じたものではなく，自分の爪で引っ掻いてできたものであることをRは白状した。裁判医は，この事件を明確にするためにRに精神鑑定を受けさせるよう助言し，未知の犯人の追跡は中止になった。

　1882年5月にRは女中としてハンガリーに奉公に出た。出発してから数日後にMの家族は彼女が「秘密の牢獄」から出した手紙を受け取った。それには，「私は裏切られた。誰かが私の母親が死亡したとの電報をよこしてくれなければ，水曜日には死ななければならない」と書いてあった。その後，すぐにRはMの所に戻り，牢獄へ拉致されたこと，ギロチンによる恐ろしい処刑，召使の服を着た救出者による救出劇の瞬間について信じられないような話をして聞かせた。その後彼女は1882年10月末までMの所に滞在した。

　1883年5月から1884年8月までRはW.の地主Hの所に住んだ。Hの家族も彼女が貴族の生まれであることを信じ，彼女を受け入れることによって得をしたいと願っていた。Rは1日にワイン2ℓに葉巻を5本吸う

というような贅沢な生活を送った。彼女はいつも男性のようにふるまい，平服や軍服を着て，軍の狙撃兵のようにふるまった。彼女を一度訪問した医師の娘のMに，追跡者のことを考えて変装をしているのだと理由を説明した。以前の料理女のKの時と同様に，Rは医師の娘と親密な関係を結んだ。この親密な関係はいつかRがMに出した手紙にも現われていた。それによると，彼女は通常の女同士の友情以上の激しい熱情を持ってMを愛していた。ともかく，彼女はこのMに対しても避難場所を与えてくれたHに対してと同様に，迫害されている王女の役割を演じた。Hは最終的に彼女に，召使が着るような男性用衣服3着と下男フランツHの勤務日誌を調達してやった。彼女はそれを使って変装することにより，「追跡」から1884年8月15日に逃れることができた。一方，この頃，Minna Wとの新たな愛情関係が生じた。Minna Wに対してはRは，まずさしあたり軍狙撃中尉フランツ何某であると称した。鑑定した医師クラフト‐エビングは，RはMinna Wに対しても王女だと思わせたと異なる供述をしているが，私はそうは思わない。RはMinna Wが1884年9月に書いた手紙と，最終的に別れた後で彼女宛てに書かれた手紙を持っていた。この手紙のなかで，Rは常に「恋人」や「恋人フランツ」と呼びかけられていた。手紙は，2人の愛する者たちの間にはさらに細やかな愛情が訪れるに違いないと結んであった。

　スイスへ出発してから3日後にRはスイスから医師の娘に，「今ホフマイスターにいて，お金は全くないが，ともかく元気で，お金をかけずにスイス全土を旅行している。……死にいたるまであなたの愛する友人，あなたの親鳥，あなたの永遠唯一の者より」と書き送った。

　1884～85年の冬，Rはスイスの，同じ町ではあるが別の家族の所に住んだ。最初，彼女は病気のためスイスに休養に来ている貧しい医学生と称したが，後にはお金持ちの紳士であり遺産問題で追われているスイスの司教の友人だと称した。彼女は名前も変え，最初はホイネッグ Hohinegg と名乗り，後にはマイヤー医師 Dr. Mayer と名乗った。彼女は，彼女の言う大喀血のためほとんどの時間をベッドで過ごした。さらにその後，彼女はこの最後の寄宿先の娘，美しいアンナと婚約した。2人は深く愛しあっ

I

た。アンナは自分の婚約者を男性だと思っていた。Rは司祭代理から900フラン借り，司祭代理は彼女を詐欺のかどで訴えた。

彼女は1885年3月15日に逮捕され，女性であることが確認された。彼女が女性であることについてはその時まで誰も気づかなかった。さんざん異議を申し立て強情に否定した後でようやく確認が行われたのであるが，最初の尋問で彼女は，「私は捨て子で，義父母によってC.R.と名付けられ，最初はライプニッツに住んでいたが，その後修道院で育った。詐欺という根拠のない訴えを起こされたため（実際に女中Kによって訴えられた），オーストリアから男装して逃げてきた」と語った。その後の尋問では大抵，「私は何も知らない」と言った。一方，どのようにしたのかわからないが刑務所でひそかに手に入れたメモを用いて司祭代理に宛てて，「私はポルトガルに逃げるつもりである。神の御座にかけてこの手紙の受取人の『裏切り』を告訴する。私は実際に言っていた通りの人間である。私が精神障害になったと聞いたとしたら，それはあなたのせいである。私自身は友人を裏切るくらいならむしろ血管を噛み切ったほうがましだと思っている。あなたとアンナ（とくに刑務所に入れられたこと）にたっぷりお返しをするつもりだ」と書き送った。

1885年4月15日から5月27日まで，ブルグヘルツリでRの精神状態を観察した。ここでは彼女の態度はきちんとしていた。彼女は自分の周りで起こるすべてをぬけめなく観察し，女性らしく編物をして過ごした。彼女は女性看守や症状の軽い病人とすぐに親しくなった。明らかに彼女は，彼女と接するようになったすべての女らしい人物の心を捕えた。他にもいろいろあるなかで逃亡の企てが明らかにされたのは，このような交流を通じてだった。施設のなかでRは，今日まで明らかにされていないが，いずれの場合にも第三者の助けを借りてこの逃亡を企てた。婚約者が実は詐欺師で女性であることを知った後もまだRを深く愛していた美しいアンナは，一度施設のRを訪ねた。RはアンナにづくやいなやAに好色に輝く目で彼女を見つめ，彼女に身を投げかけ，荒々しい情熱で彼女を熱烈に抱擁し，院長や多くの患者の目前で彼女の口と目に熱烈なキスをした。2人の愛する者たちは，すでに以前に何回も繰り返していたシーンを当然のように繰り

返した。

　彼女は医師に打ち解けず，笑っていたかと思えば，たちまち憂うつそうな顔つきをしたが，たまには，はっきりとした態度を示すこともあった。場合によっては涙をしぼり出して見せた。最初，彼女はごく簡単な質問にも「私は知りません」と答えた。後には，自分はあまりにも「風変わり」なのだと何度も説明した。彼女は，自分はラテン語を書いたり読んだりすることはできないと主張した。臨床面接の時に，最も簡単なことも知らないと答えるのは詐病の徴候だと告げると，彼女はもっとよく答えるようになった。そして，次第によく話すようになった。

　前歴について彼女は，「D伯爵の女中になる前は，2年間修道院に入っていた」と述べた。時々，彼女は女性看守に，自分は無実の罪で迫害されていると述べた。自分は王女であるという思いつきのことは，何も知らない医師に対してはけっして話さず，また自分の個人的な事柄を認めようとはしなかった。一方では，彼女は次第に詳細に暗殺話をするようになった。自分の知らない男性が，「とうとうつかまえたぞ。おまえは金持ちの跡継ぎだ」などと言って，突然襲ってきた。この男は後に彼女の前に（幻覚として）しばしば現われた。彼を恐れて，彼女はD伯爵のところのよい仕事を辞めて，旅に出た。胸にお守りをつけていたので，暗殺未遂事件の時にはけがをしなかった。この信じられないような話をして，彼女は人の注意を引きつけようとした。男性の格好をしていることについては，矛盾する理由を述べた。ある時は「以前女中をしていた時，ある男性から乱暴に身体に触られたから」であり，別の時には「暗殺者を恐れてそうせざるを得ないから」であり，また別の時には「詐欺の訴訟を回避したいから」であった。この詐欺事件についてはそれ以上情報をもらさず，自分が男性の格好をしていたことだけは覚えているとのことであった。すべてを忘れてしまっているのは奇妙だったが，きっかけを与えると，彼女は再び思い出した。臨床面接の後，彼女は女看守に「院長はいつも，私はすべて知っていると思っているようだ」と話した。彼女は「きわどい」質問にはぐずぐず答えたが，その他の質問には即答した。しばしば彼女は，「私はそれが何か知らない。私はとてもばかで，自分が何も思い出せないのは奇妙に思

I

える。考えようとすると，いつも突然何もわからなくなる」と言って，同じような話を何度も繰り返した。

　症状が陽性であったため，最初は施設で，あたかも敵が自分の後ろにいるかのような不安を示し，不安そうに，「私に何にもしないわよね？」と尋ねた。夜にはしばしばぐっすり眠れず，「短剣をどっかへやって。私は本当は貧乏なんです。遺産のことなんか何にも知りません」などと誰にともなくしゃべった。

　Rは仮病つかいであることが認められたのであるが，彼女に関する報告が，彼女自身にさほど印象を与えなかったということを強調しておく。彼女は同じ暗殺話を繰り返し，夜の不安を語り，前歴について詳しいことは何も知ろうとしなかった。簡単な質問（たとえば2×2はいくつか？など）にはよく答えた。そして頻繁に「私は病気ではない」と断言した。

　彼女はほっそりとした魅力的な外見をしており，完全に正常な体格をしていた。性器は処女のままであり，2回生理があった。肺尖カタルと胸膜炎の症状が認められた。最初の身体検査の時，彼女は全身を震わせたが，その後はほんのときたま四肢を震わせただけだった。それ以外は身体的に目立った点はなかった。

　チューリッヒでRは4カ月の収監を宣告され，グラーツの裁判所に引き渡された。ここで彼女は女中Kに詐欺で告訴された。そこで医師クラフト‐エビングは精神状態の鑑定を求められ，1885年7月29日から8月3日まで行われた検査によって次のような結果が得られたのだが，この結果は当地で行われた調査結果とは根本的に異なっていた。

　クラフト‐エビングはまず第一にRの上品な外見と洗練された態度を強調した。彼女の供述は信用するに足るものであり，ありのままであるという印象を彼に与えた。前歴について，彼女は念入りに作り上げた次のような妄想体系を繰り広げた。子供時代についての申告は公文書の記録と一致していた。母親は1870年に臨終の床で，彼女は自分の本当の子ではないと話した。修道院で2年間過ごした後のことについては，彼女はあまり詳しく話すことはできなかった。1876〜1877年に女中として田舎で働いた。そこでは，都会から4人の洗練された服装の男性がしばしば彼女を訪れ，

彼らは彼女と親しくつきあった。彼らのなかに灰色の髭の年配の男性がおり，彼は最後に彼女の本当の両親である領主からのだと称する青色の封印をした手紙を持ってきた。ミステリアスな老紳士はその後の9年間，このような手紙を彼女のいるいたる所に郵送し，一番最後は彼女がスイスで逮捕される少し前だった。この手紙には様々な額の大金が同封されていた。彼女は露見を恐れ，この手紙をいつもすぐに処分した。自分は高貴な生まれであるに違いないという確信はこのようにして呼び覚まされはぐくまれ，さらに同じようなことが続くにつれ，ますます堅固なものになった。まず，Rは自分の身に起こった2件の暗殺未遂事件について語った。最初の事件は，彼女がまだ伯爵の所で働いていた時のことであった。2回目も同じような事件で，前述の内容がその詳細であった。さらにRは，ある日，自分がまだ医師Mの家に住んでいた時，このミステリアスな老紳士が自分を訪れ，しかじかの日にしかじかの所へ旅行するよう要求したと語った。彼女は要求にしたがって出かけ，そこで老紳士に迎えられた。そこから，彼女は目隠しをされ車で連れ出され，美しい城で目隠しを外された。「領主」その人であるすらりとしたブロンドの男性が彼女を抱擁し，娘よと呼びかけた。最後に彼女は同じように不可思議な方法で戻って来た。この話を彼女は非常に詳細にこと細かく話した。ルーマニアの王様の写真が載っているカレンダーを見て，これが城にいた自分の父親だと彼女は確認した。さらに，ハンガリーからの逃走について細部にまでわたって話した。彼女は牢獄に閉じ込められた。上の方で水が流れているようなざわざわという音が聞こえ，周りをうろつき回るサソリとネズミに苦しめられ，刺され，嚙まれた。一度彼女は，「おまえは死なねばならない」と言う声を聞いた。とうとう，牢獄の天井に細い隙間が見えた。それは次第に大きくなり，そこから鉛筆と紙が降りてきた。彼女は自分が囚われていることを知らせ，救い出され，再びストーブで暖まった駅にいるのに気づいた，等々彼女は語った。

　彼女は，避難場所を与えてくれたHには打ち明けなかったがKとM家の人々には自分が高貴な生まれであるという秘密を打ち明けた，とつけ加えた。Hに彼女は雇われていたが，スイスへ逃げるためのお金を，Hからで

Ⅰ

はなくミステリアスな老紳士から受け取ったと主張した。彼女は大喀血で床につき，その時，牧師が彼女に臨終の秘蹟を行った。この牧師はその後，このお金は彼女宛てに送られてきたものだと言って，彼女に900フラン与えた。彼女はそのお金を返そうとしたが，彼は受け取らなかった。アンナのやきもちやきの求婚者が，新聞記事を通じて警察の注意を彼女，すなわちRに向けさせた。その記事によって彼女は秘密を暴露された。

「枢機卿 - 大司教」が彼女に出してKに与えた手紙については，彼女は何も知らないと言い張った。彼女は手紙をいつも開封しないまま渡した。手紙の封筒には，彼女の名前は「カロリーヌ」と書かれているのに，驚くべきことに，その手紙のなかでいつも「イザベラ」と呼びかけられていた。彼女はこの謎を解こうと努力したらしい。

一方，Rは1885年7月24日にグラーツで行われた最初の尋問で，自分はグラーツの捨て子養育所で生まれ，ぶどう農園の労働者に養育されたと述べた。彼らは自分の祖父母だったのではないかと今彼女は思っている。さらに，彼女はクラフト - エビングの「最後の2回の調査で」，すべての出来事に対して憤慨した。彼女は自分がだまされていることにはっきりと気づいた。ただ彼女には，この男たちが彼女という人間を誤って判断しているのか（彼女を王女と考えることによって），邪悪なゲームをして彼女の一生の幸福をもてあそんでいるのかはわからなかった。彼女は，その男性の話が始まるまでは自分はぶどう農園労働者の娘だと思っていた。すべてを信じ，善意で行動したのに，今では証拠もないのに不名誉にも詐欺師にされてしまっている。もし再び自由になったなら，誰のことも信じない。すべては空想であり，譫妄であると言われると，人は自分のことを頭がおかしいと考えるのも当然だが，話はすべて自分自身にも謎であり，夢のようだ，でも，自分は精神錯乱などではありえない，と言う。というのは，たしかに彼女はこの人物と文通し，手紙を手にしており，お金を受け取ったからである。ここの監獄に入って以後，彼女が高貴の生まれではないという真相が明らかになった。彼女は，自分は王女であるという確固とした妄想のなかに生きていたが，精神錯乱ではなく，錯誤したか，あるいは男性にからかわれたのである。最終的には世のなかのあらゆる事が白日の下

にさらされるように，この不可解な事件も明らかになるだろうと期待している。したがって，自分は錯誤，あるいは詐欺の犠牲者，詐欺の被害者であり，けっして詐欺師ではないことがわかるであろう，と述べた。

彼女はグラーツの病院に入院している間，「ときおり，妄想を克服したが」，その他の点では「黄金の自由」を再び手に入れるために医師の前では症状を隠した。一方，女性看守と患者に対しては，彼女の波瀾に富んだ物語の断片を話して聞かせた。

R自身と上述の内容から，Rは「強直性けいれん」を患っているとクラフト-エビングは推定した。頭痛，いくつかの肋間神経に左側圧痛，胸椎棘突起感受性をときおり訴える以外には，身体検査では注目すべき点は何も認められなかった。最後に，クラフト-エビングは「神経系涙目」であることをさらに強調した。

以前にRに避難場所を提供したHは，彼女が貴族の生まれであることを常に信じていたので，1885年9月16日に再びRを引き取った。検察庁はクラフト-エビングの鑑定に基づいて彼女を訴追しなかった。

* * *

ここに報告した病歴は，クラフト-エビングがこの症例について発表した所見[2]と，ブルグヘルツリで作成された詳細な病歴記録，および，当地の医師による未発表の所見をまとめたものである。クラフト-エビングはこの症例を完全に適切には評価していないと私には思えるので，私はこの症例について詳細に報告することにした。クラフト-エビングの所見と当地の医師の所見が基礎にした記述は，それぞれ不完全で偏っている。当地の医師の所見はRの施設における行動に大きな重点が置かれており，いわゆる詐欺以外のことは手短にしか扱っていないが，まさにそこに，この疾患の最も重要で興味深い要因を求めることができる。専門家の意見が発表された後で，ようやくグラーツの公文書が当地に到着した。逆に，クラフト-エビングは自分の意見を発表した後で，初めて当地ブルグヘルツリの所見を入手した。したがって彼はスイスでの出来事については手短にしか触れていない。また彼は，公文書に記載された患者の前歴に関する報告

Ⅰ

を，調査の際の患者自身の供述によって補足した。私には，彼がそうしたために全体像が歪められてしまったと思われる。したがって，上述のＲの前歴に関する記述は，その時彼女がたしかにそうしたという第三者もしくは患者以外の人物による客観的な報告に依拠したものである。

　記述が多様であることから，両者の所見は非常に異なる結果となった。

　当地の所見では，1．Ｃ．Ｒ．がブルグヘルツリで示した精神病の症状は仮病である。2．Ｃ．Ｒ．には明らかに生まれた時から異常な脳器質障害があり，これは以下の異常となって顕現している。すなわち，a）同性愛，b）明確な思考を妨げる溢れるばかりの幻覚と，その結果として現われる嘘と欺瞞に対する本能的性向。これに対してクラフト-エビングは，この症例は基本的なパラノイアのひとつのタイプであると考えた。

　両者の所見を簡単にまとめ，若干潤色すると，一方は「精神病質における詐病と嘘」と考え，もう一方は「固定された系統的妄想」と考えていると言うことができる。両者の所見は完全に矛盾し，たがいに相容れないと，最初このように見えたが，両者の所見を最初から最後まで入念に目を通せば，意見の相違は思ったほど大きくないと認めざるを得ない。

　患者は簡単な質問（たとえば2×2＝？）にも「私は知らない」と答えたが，後にこれが詐病の証拠になるということを聞くと（本当にそれに配慮したのだろうか？），正確に答えたという事実が，詐病の有利な証拠になっている。しかし，このような事実からは必ずしも，Ｒが「精神薄弱」のふりをしようとしていたという結論を出すことはできない。この行動はヒステリー性気まぐれと解釈することもできる。「私は知らない」という答えは「私は答えたくない」を不適切に表現したものであり，「頭がすっかり混乱して，あなたたちの嫌な質問に答えられない」のである。同様に，字を書けないことなども容易に説明することができる。さらに，「敵は私に何もしないだろうか？」や，「短刀を向こうへやって！」と言った時にも彼女はほとんど興奮を示していないので，患者がうつ病のふりをしようとしていたと考えると，詐病であることが明らかである。目の前に光った短剣を持った男がいるのを見たといううつ病症状は，不安が非常に強いことを明らかに示している。しかし，あまり興奮しているようには見えない

Rの供述は，ヒステリーの漠然とした不安感や半ば夢うつつの状態にぴったりしている。また，患者が医師の前では憂うつそうな態度を示し，あからさまに泣いたり，似たようなことをすれば，その患者はヒステリーであって，必ずしも詐病ではないと思われる。しばしばRが，「でも私は病気ではない」と言ったり，「すでに詐病であることを暴露されてからも」平静に，再び仮病を使った事実と，当地での所見で強調されていたように，その報告が彼女に少しも印象を与えなかったことは，詐病ではないことを示している。Rはブルグヘルツリで暗殺未遂事件について話したが，これは，彼女に対する告訴に基づいて行われた裁判所による最初の尋問で話されたものと非常に類似していた。そこでは，彼女は精神病のふりは全くしなかった。グラーツでクラフト-エビングに話した波瀾に富んだ話をパラノイアの詐病とみなすことは，まさにばかげたことだと思われる。パラノイアのふりをするには，均整がとれ，十分に訓練された高い知性が必要である。しかし彼女の行動では抜け目なさとずる賢さのみが示されており，一方ではむしろ一種の精神薄弱であることが示されていた。

　したがって，さしあたり，Rの施設での行動を詐病と呼ぶ根拠はない。しかし，これに関連して生じる，施設以外での出来事を意識的な詐欺と考えるかどうかという問題を検討すべきであろう。ところが，これに対しても，重大な根拠は提示されていない。はっきりとした意図を持った女詐欺師が，きわめて親しい人たちのなかで迫害される王女の役割を何年も演じたり，男性のふりを広く行ったり，何度も恋をして婚約したりすることは，ほとんど信じられないことである。婚約者に対する愛情は，ブルグヘルツリでの抱擁を見た後では，全くの偽りというわけではなく，明らかに同性愛によるものだと考えられる。こういった努力に対して支払った費用に比べ，手にした報酬は極端に少なく，長年のうちにオーストリアで手にしたのは，住居費と食費を除いて，総額現金135フロリンであった。

　したがって，症例全体を，自信をもって「詐病と詐欺」との診断で処理することはできない。それでは，クラフト-エビングの診断をどう考えればよいだろうか？　以下に述べる重要な理由から，本症例はパラノイアの一種であるとは考えられない。すなわち，

I

1. Rに個人的な事情について強く尋ねると，チューリッヒの裁判所での尋問ではグラーツの場合と同様に，正しく報告した。ブルグヘルツリでは，彼女は自分の妄想体系については何も話さず，グラーツでの「2つの最後の調査」では彼女はたしかな理解力を示した。後には，「彼女は妄想を克服した」か，あるいは「妄想を隠した」。クラフト-エビングは，本来のパラノイアではしばしば休止期があることを強調したが，Rではすでに何年も妄想が彼女の全行動に強い影響を与えており，理解力は高いが，彼女は例外であり，「典型的な」パラノイアではない。

2. Rの妄想はけっして固定したものでも系統的なものでもない。彼女が最初の荒唐無稽な話をまったく同じようにグラーツでも口にしたとすれば，病像には一貫した特徴がある。ところがそのうちに，スイスの事件が起こった。そこで，クラフト-エビングは，男装はRの迫害妄想に基づくと考えた。つまり，彼女はスイスにいる間中，自分はルーマニアの王女であると信じこんでおり，スイスでは意識的に欺こうとして医師マイアーの役割を演じていたと考えた。しかし，半年間，これをそんなにも忠実に実行できるなどとは，誰にも考えられない。これにはエネルギーと首尾一貫性が必要である。とくに，彼女は追われている者の不安をどこでも示すわけでなく，オーストリアの地主の所に滞在していた時には，むしろ女性冒険騎士の官能性と享楽追求欲を示した。グラーツでの調査だけに大きな比重を置かず，Rの供述全体を偏見にとらわれないで見ると，Rのルーマニアの王女，スペインの王女，貧しい医学生，あるいはSの司教の裕福な友人であるとの供述は，完全に同等の価値をもっていると認めざるを得ない。これは単に妄想ではなく，意識的な詐欺そのものだと言える。すべてを妄想と考えると，この妄想は頻繁に変化し，それ同士なんら関連性がない。このような妄想の変化はパラノイアではよく見られるが，いずれにせよ典型的ではない。このような狂人は，環境や自分の周りの人々にあまりうまく順応しない。

3. クラフト-エビングは，妄想は幻覚につながると述べた。彼は，父親のもとに連れていかれた話や，牢獄からの救出話，2つの暗殺未遂事件は幻覚から生じたものだと信じた。私は，最初の事例は疑わしいと思うが，

それについては後で述べる。しかし，救出と暗殺の話は，クラフト‐エビングが的確に表現している「ヒステリー性動機」がぴったりだと思う。この確実に，あるいはかなり確実に証明された幻覚は，たぶんヒステリーに「典型的」なものであり，パラノイアには典型的なものではないのであろう。

4. 厳密に見ると，クラフト‐エビングの前に展開されたすべての妄想体系は，Rが自分ばかりでなく女中Kにも出そうとしたミステリアスな老紳士からの手紙に比べると，Rの語ったこの2つの話に基づいていない。しかし，この手紙の曖昧な点について，クラフト‐エビングは患者同様，明確にすることはできなかった。Rが燃やしたと言う手紙が本当に存在したかどうか，私には今のところ決めることはできない。しかし，女中Kの所には手紙は実際に存在した。この手紙は一体どこから来たのだろうか？

クラフト‐エビングは，Rが本当に王女であるという考えは，ひょうきん者が貧しい娘に悪ふざけをやろうとしたと考えることと同様にばかげていると考えを述べた。Rは誰か友人に手紙を口述筆記させたか，自分自身が筆跡を変えて書いたというのが最もありそうなことだと私には思える。いずれにせよ，彼女は偽物の手紙であることを知っていた。それについては誰も否定することはできない。したがって，Rの全妄想体系は，彼女自身が実行した詐欺に結び付いている。ここがまさにパラノイアには典型的ではないところで，むしろ非常に異なる点である。パラノイア患者の多くの妄想体系と同様に，Rの話も荒唐無稽に聞こえること以外には，どのタイプのパラノイアにも類似する点はない。もちろん，このような状況は診断を下すには十分であるとは言えない。

最後の論拠からは，一般的に言って，Rは詐欺師であるということが再び証明されるであろう。しかし，もし彼女が詐欺師であるなら，施設における異常な精神病的行動を詐病と解釈することに対する疑念をぬぐい切れない。私たちは，抜け道を見つけないまま，本調査の出発点に再び戻ってしまった。

しかし，嘘か妄想か二者択一を迫られる時のみ，このような困った状況に陥るのである。真実は私が信じる通り，中間にある。Rのすべての行動は，空想，大言壮語，嘘，詐欺，妄想が，彼女独特の方法で完全に混じり

I

合ったものであり，あえて言うなら，詐病と疾患隠蔽である。私はこの症例を，心理学的におよそ次のように説明する。

Rは同性愛者であった。これは非常に重要な点であるが，この問題については2つの所見の見解が一致しており，クラフト-エビングが詳細に解説を行っているので，私はこれについては簡単に触れるにとどめる[2]。その他，ヒステリー性発作について自分自身でも報告しているように，Rは客観的に見てもヒステリー性譫妄に悩まされており（暗殺話，救出話），それ以外にも上で述べたような多くのヒステリーを示唆する症状が認められた。同性愛とヒステリーは出生時から存在する脳器質異常である。これに端を発してさらに異常が進む。伯爵の女中として働いていた時，Rは怠け者だったが，強い空想力を持ち，多くの波瀾に富んだ物語を語り，ヒステリー性幻想と嗜癖から，自分はスペインの王女であるなどという自慢話をひけらかし，現実に納得することがなかった。同性愛者であったために，彼女は女中Kと親密な友人関係を結んだ。愛する友人に対しては，注目を浴びたいという強い欲求を持った。彼女は自分が高貴な生まれであることを詳細に語り，自分の話をさらに強調したいと思い，友人をだまそうと意図して枢機卿-大司教からの数通の手紙を偽造した。この手紙は望み通りの印象を与え，手紙を書くこと自体が彼女には楽しみになり，彼女はそれを好んだ。そして，最初の目的は次第に背景に押しやられた。純粋な欲求からと作り話をするために彼女は手紙を何通も書き，異常に刺激された空想に豊富な材料が加えられることになった。彼女は手紙をことに気に入った。彼女には，自分が手紙に書いた者のように迎え入れられたいという望みがあった。彼女は自分自身にも手紙を書いたが，その後廃棄した。これは，ひとつには実際に恥ずかしかったからであるが，大部分は，一度始めた役割は細部にいたるまでやり遂げなければならないという必要に迫られてだった。このような事象は1人遊びの子供にも見られる。このような子供は，演じている大人のまねをするため，大声でしゃべりながらごっこ遊びをする。子供は誰もだまそうとはしない。子供は1人で遊んでおり，それが子供であることを皆知っているから。ところが，子供らしい活発な幻想と一度獲得した役割は完全に混ざり合う。Rは不熱心で役に立たないた

めに仕事をやめさせられ，教護施設に送られた。そこへやられた本当の理由については話そうとしなかった。彼女は人が自分に嫌なことをしようとしたことだけを覚えていた。実際の迫害はでっちあげ話のなかに織り込まれた。彼女は実際の出来事と自分の幻想の産物をもはや厳密に区別することができなかった。彼女は周囲の，次第に多くの人に波乱万丈話を語るようになった。彼女自身それを半ば信じていたので，人は彼女を信じた。彼女はすでに長い間手紙で自分自身を欺いていたが，最初のころは，以前の生き方をまだ続けていた。M医師の家につつましく遠慮深く住み，家事と畑仕事を手伝った。しかし，次第に彼女は自分が選び出した役割に合わせるようになってきた。彼女はもはや働こうとしなくなり，王女のように農夫Hに世話をさせるようになった。暗殺話や救出の話のような譫妄は，夜となく昼となく生み出した幻想から刺激されてさらに引き出され，彼女の妄想に新たな要素をつけ加えた。彼女はあまりにも長い間，嘘と欺瞞に慣れてしまった。暗殺未遂事件が実際に起こったかどうかは彼女にもはっきりとわからなかったが，衣服に短剣で突き刺された穴や傷はなかったので，彼女は作為的に作った。それでもやはり彼女は暗殺を本当に（譫妄のなかで）体験したのであった。

　迫害される王女の役割のなかで，彼女は欺瞞を意図して男装した。しかし次第に彼女は，この新しい役にぴったりはまりこんでしまった。同性愛という異常な性傾向のため，彼女は実際に自分を男性と思い，自分をスマートな狙撃中尉であると思い込み，料理女Wに夢中になり，彼女と指輪を交換した。そうするうちに，自分は王女であるという妄想は次第に薄らぎ始めたが，同時にある者には王女であると言い，別の者には狙撃中尉であると言う矛盾が生じ，すべてが嘘の塊であることを彼女は自覚しながら，無意識に嘘が発覚するのを恐れていた。さらに，以前の迫害話が浮かび上がり，最終的には遠く離れた友人が詐欺の訴えで彼女を脅かした。そのため，足元に火がついた彼女はスイスへと逃亡した。

　彼女は長く慣れ親しみ，気に入った男性の扮装でそこに留まった。貧困のため，また，一部には実際に病気で，一部には病気であると思いこんで，彼女は人の同情を引かざるを得なかった。自分を誇示したいという以前か

Ⅰ

らの欲求がここでもすぐに再び現われ出てきた。しかし，自分は男性であるとずっと思いこんでいたため，王女であるという妄想はとうに忘れ，この新しい環境ではもはや思い出すこともなく，自分は遺産相続のために追われているＳの司教の友人であると称した。そのような人物として，彼女は新しい女性に夢中になり，婚約し，そこに破局が訪れた。彼女はすべての白昼夢から呼び覚まされた。法廷で彼女は女性であることを明らかにされ，本名を恥じ入って告白し，逃走と変装の本当の理由，すなわち，詐欺のため追われていることを述べた。彼女は想像による幻想の産物と非常に密接に結び付いていた。それどころか，彼女は実際にスイスでは男性として生活し，恋人を腕に抱き，美しいお城の話を聞かせた。長く恐れていた発覚が現実のものとなり，彼女は実際に牢獄に入れられた。彼女は絶望に陥り，司祭代理に手紙を書いた。自分は実際に自分が言っていた通りの人物であると。厳しい現実は長い間彼女を妄想にしがみつかせたままにしておいたが，空想と現実，実際の経験に対する記憶と夢想したことに対する記憶がごちゃ混ぜになっていることに気づかず，「私はとてもばかなので，それが何かわからない。私にはとても奇妙に思える。何も思い出せない。いつも考えようとする，突然何もわからなくなる」と話す。このＲ自身の表現は詐病などでは全くなく，彼女の状態を的確に表わしている。

　次第に彼女の記憶は，少なくともある程度は，たしかになってきた。一番最初に想像の産物から現実として出現したに違いないもの，すなわち譫妄によって生じた暗殺未遂事件についてまず思い出したが，はっきりしない記憶は常にわき上がる想像にたちまちのうちに補われ，新たな形に作り変えられた。彼女の想像に特定の方向を与えるには，弱い外からの刺激だけで十分だった。彼女は当時の尋問で大量の失血について話したが，瘢痕が無いことに注意を喚起されると，護符のおかげで彼女の死を狙った短剣の突きがわきへそれたのだと言った。別の詐欺事件については，彼女は何も思い出さなかった。この詐欺事件の記憶は彼女には嫌なもので，男装はたしかに詐欺だという意識があった。これに対する理由は彼女自身にも明確ではなく，したがってあれこれ理由を述べたが，そのうちいくつかは実際に示された理由であり，いくつかは一瞬の空想によってわき起こった理

由だった。ここから，詐病であるか悪意による嘘であるか確認することは，完全に見当違いである。彼女自身も知らないので，本当の理由を言うことができなかったのである。自分の頭に思い浮かび，本当だと自分が信じたことをすぐ口にするか，正確に「知らない」と答えたのである。

次に，彼女はグラーツにやってきた。彼女はすでに自分の本当の人格を意識していたので，ここでも最初，個人的な事情を正確に報告した。しかし，裁判所での嫌な尋問とクラフト-エビングの厳しい調査は，伯爵のお城における経験に関する以前の記憶を再び呼び覚まし，それに形と色をつけ，彼女の想像力に強力に作用した。裁判官と医師によって示された，彼女にはすでに親密になっていた材料が，経験とでっち上げに関する記憶と混ざり合い，完全な，ひとつのまとまった全体へと作り上げられた。彼女の記憶はかなり信用が置けないものである。最初の何通かの手紙には実際の日付より以前の日付が記入されていた。そのうち2通には暗殺未遂事件についてと，迫害された王女として生活するのではなく，農夫Hが彼女を女中として雇ったことと，彼らからはお金を受け取らなかったことが書かれていた。彼女が自分の父親である王のところに旅行したという話は，実際にはグラーツで初めて明らかにされた。少なくともその時までは，ここで示したような供述は全く行われていなかった。

彼女の話のすべてがなにゆえ信憑性があるかのような印象を与えたかについては，容易に説明することができる。Rの人生に最初に登場した詐欺は明確な詐欺の意識をもったものであり，その結果それ以後のものより慎重に実行された。そのため，これはむしろ詐欺として可能な領域にあった。R自身，うまくでっち上げた新しい波乱万丈物語を信じるようになり，また，彼女自身が信じていたので，クラフト-エビングにも信憑性があるように思われた。彼女はあれこれと意識して嘘をついていたのだろうかという質問は，全く無意味である。たとえ誰かがRの前歴が想像か現実か区別することができたとしても。ところで，彼女は最終的には再び自分の話に疑念を抱いた。彼女がそれに対してとった態度はここでも非常に特徴的である（p.20 参照）。

ここまで，非常に細部まで立ち入って説明したのは，どのようにこの症

I

例を説明しようとしているか示そうとしているだけである。Rの個々の行為において，嘘，想像あるいは妄想の意識が優勢であったかどうかを明らかにすることは，全く不可能だと私は思う。重大な矛盾に陥ることなく症例を心理学的に説明することは，けっして不可能ではないので，方法はたしかに正しいのだけれども，詳細に見ると多くの事柄が間違って解釈されていると思われる。これは，私がこの症例にあまりにものめり込みすぎているとの非難に対して，自己を正当化するものである。いずれにしても私は，クラフト-エビングがこの症例から典型的なパラノイアと判断した時には，それ以上立ち入らなかった。今までここで述べた私の説明によって，矛盾する専門家の所見をある程度明確にすることができたと思う。

　当地の医師の所見から一部（詐病）を削除すると，第2の部分（嘘と欺瞞に対する本能的性癖）は私の説明に非常に近くなる。Rが自分の嘘をある部分では自分で信じていたということと，また他人だけでなく自分自身をも欺いていたことを強調するだけでは十分ではない。しかし，Rが自分の供述をある部分では信じていたと主張するなら，この症例はパラノイアに非常に類似すると無条件に認めざるを得ない。さらに，クラフト-エビングは彼女が同性愛者であることを強く強調しており，この疾患を「根元的」なものだと呼んでいることを考慮すると，私の説明はクラフト-エビングの説明とそれほどかけ離れているわけでもない。彼は，Rの妄想に多くの欺瞞がまぎれこんでいることと，また精神病学的意味ではけっして入念に作り上げられた妄想ではないということについては，単に無視したのであろう。

注

1)　原文 p.13 の 1)　スイス人医師への手紙，XX（1890）
2)　原文 p.22 の 1)　Friedreich 法医学雑誌 1886 年
3)　原文 p.28 の 1)　これについては，多くの興味深い個々の症例と，クラフト-エビングの前掲書および「精神病質の性」，1889 年 p.173 参照

II

　以後，病歴についての報告を続ける前に，前の報告に関連して，いくつかの考慮に値する点を詳細に検討しておきたい。
　私たちは，ここで報告されている症例に対して，専門家の所見のひとつは，部分的詐病であるとの判断を示していることを明らかにした。詐病かどうかの問題は，これと類似するすべての症例でも考慮に値する。したがって，詐病という言葉によって実際に何を理解しようとしているかを明らかにすることが最も重要である。
　詐病（Simulation）という表現は，私の考えでは，しばしば乱用されたり，少なくともあまりはっきりしない不確かな意味で使用されている。ラテン語の「simulare」という語とそれから派生した「Simulieren」という語は一般には「何かのふりをする」という意味である。この3つの語は他動詞であり，詳細に定義するためには必ず，何のふりをするかを示す目的語を必要とする。現在，医師はこの言葉を，目的語が「疾患」である特別な症例に主として使用しており，精神科医は目的語が「精神病」であるさらに特別な症例に使用している。また，この目的語は容易に補うことができるので，目的語を使わないまま，「Simulieren」という語を単純に口にしがちである。しかし今では，目的語がそれほど容易に補えない症例でもしばしばこの言葉が使用されており，場合によっては必ずしも専門的に使用されておらず，そのため，この語の特別な意味と一般的な意味が容易に混同されがちである。一般的な意味では，この言葉はたしかにあまり使用されない。誰かが自分の財産を隠そうとする時，「er taeuscht Armuth vor: vortaeuschen：貧乏なふりをする」とは言うが，「er simuliert Armuth: simulieren：貧乏を装う」とは言わない。したがって，一般的な意味と特別な医学的な意味を混同することは稀である。しかし，一般的な医学的意味は，特別な精神病学的意味と混同されることは多々ある。

II

　この語はとくに，主体者側からの意識的な行動を，特別な目的語に関連して表わす。たとえば，ある頭のおかしな人物が，話すことが禁じられていると妄想してしゃべらないのであるが，医師が本当の状態を誤解し，この男は精神薄弱であると考えたとすると，たしかに「durch dies Verhalten wird Bloedsinn vorgetaeuscht：この行動によって精神薄弱のふりをしている」と言うことはできるが，「von dem Manne wird Bloedsinn vorgetaeuscht：精神薄弱はその男によってふりをされた」とは言わないし，「der Mann simuliert Bloedsinn：その男は精神薄弱を詐病した」とか，「durch sein Verhalten oder von ihm wird Bloedsinn simuliert：その行動によって，あるいは彼によって，精神薄弱は詐病された」とはけっして言わない。患者側から見ると，医師が何かのふりをするとは考えられないので，単にそのために，この表現は使われない。というのは，私たちの症例では患者が幻想だと言うものの代わりに，別の語を使用するだけであるからである。要するに，患者は贖罪するために，自分は精神薄弱に違いないと思い込み，そのため口をきかないのである。そうすると，無条件に，「diser Verrueckte simuliert Bloedsinn：この頭のおかしな人物は精神薄弱のふりをしている」と言わざるをえないのである。

　ところが，「Simulation：詐病」という語の特別な目的に関連して，この概念に絶対に不可欠な意識的意図の動機を，時として人は考慮しない。そのため，あまりにも容易に誤解が生じることになる。したがって，Fuerstner は上記引用箇所において，Simulation（詐病）の動機には，「異常な心的行動をとっているふりをする＝vortaeuschen」（ここでは simulieren と同じ），「迷信的に狭かったり広かったりする周辺地域の宗教的な奇跡信仰を，呼び覚ましたり育てたりする」ことがあると述べている。この主張は特別な場合にのみ正しいと考えられる。ある人物が精神病を悪魔の試練だと考えたり，そう考えることが彼の周囲では当然だと思われていると仮定すると，彼が奇跡信仰を呼び覚ますために精神病のふりをする（Geisteskrankheit simulieren），すなわち悪魔に取りつかれたふりをすることはたしかにありそうである。しかし，ほとんどの場合，宗教的奇跡への信仰を呼び覚まそうとする者は，精神病者であると思われようなどとは

まったく考えておらず，まるっきり正反対で，精神病者としてではなく宗教的奇跡として認められようとするのである。2つの概念は同じではない。したがって，ここでは精神病による詐病(Simulation von Geisteskrankheit)という言葉を用いてはならない。

　次に述べる例では，さらにうまく説明することができるであろう。ヒステリーの女性が，ひそかに食べ物を手に入れながら，周囲の者には彼女が何も食べていないと信じさせたと仮定する。この時，彼女は多様な動機を持っている。彼女は信仰を呼び覚まそうとし，聖霊が彼女に食物を与え，現世の食事を必要としないと思わせようとしていると仮定してみる。このような場合には，俗人は，やむを得なければ，一般的な意味で，「sie simuliert：彼女はふりをしている」と言うことができ，必ずしも目的語，「宗教的奇跡」を使う必要はない。医師は，この語を通常このような意味では使わないので，けっしてSimulationという語を使ってはならない。しかし，このヒステリー女性は医師に，自分は消化不良であるため食事ができないのだと信じ込ませようとするかもしれない。そうすると，一般的な医学的な意味で，「彼女は病気のふりをしている」と言うことができ，「病気」，しかも専門用語の「食欲不振」あるいは「消化障害」という語を補うことも考えられる。後者の概念は，最初の一般的な概念のなかに埋没してしまう。だが，一般的な概念は，精神病の概念のなかには埋没してしまわないので，「Simulation geistiger Störung：精神障害のふりをする」もしくは「Simulation：詐病」という語を，精神病学的意味ではけっして使用してはならない。ところでこのヒステリー女性は，精神病患者はときには食事を拒否することによって自殺しようとしたり，何も食べないように見せかけることによって生きることに飽きたふりをしようとすることを知っている可能性もある。そういう場合には，「Simulation geistiger Störung：精神障害のふりをする」という言葉を使用しなければならない。すべては，常にどのくらい人を欺こうとしているかにかかっていることが明らかである。

　私の意見は一言一句細かいところまでこだわっていると非難されるかもしれない。しかし，実際にはこれは非常に重要なことである。精神科医の

II

　口にした言葉や精神病学的所見で使われた言葉に対して，門外漢は常に精神病学的意味で解釈する。多くはこれに対して，「詐病（Simulation）」という語から精神的には健康であると推論するという大きな誤りをおかし，そのため，混乱が大きくなる。それゆえ，この語はできるだけ慎重に扱わなければならない。精神病学的意味ばかりでなく精神病学的所見においても，この語をできるかぎり使わないようにし，常に専門用語の目的語を補わなければならない。

　詐病（Simulation）の問題に関し，ここで報告した症例にとってとくに重要な点が浮かび上がってきた。嘘をつこうとする衝動，だまそうとする衝動，欺こうとする衝動は，多くの場合，病的状態に達しており，したがって，たとえばヒステリーや道徳的に正気ではない場合には，まさに疾病特徴的なものである。このような病的な詐欺者においては，多くの別の詐欺に加えて精神病の詐病が当然発現する。このような時，この概念をできるかぎり狭義に解釈し，別の欺瞞とは厳密に区別することがとくに重要である。また，このような症例における詐病（Simulation）は，門外漢は常にそう思いこんでしまいがちなのであるが，存在する精神障害を否定する証拠ではなく，逆に精神障害であることを示しているということを強調しておかなければならない。

　詐病（Simulation）という語は，多少なりともすでに実際に精神障害が存在することを示すとの主張もある。Jessen[1]が初めてこのように主張した。この主張には，多くの賛意が表されることもあれば，あまり表わされないこともあった。Fritschは上記引用箇所において，詐病（Simulation）患者10例中，精神的に完全に健全な患者は2例のみだったと報告している。当然ながら，このような人物はまったく帰責能力がないと解釈されるのではなく，しばしば単に「境界症例」と呼ばれる。このような症例では，詐病（Simulation）の動機をできるかぎり明確にすることが不可欠だと私は思う。理に適った動機が見つからない時は，たとえば私が思うには，「精神障害のふりをした（Simulation）2つの症例」について，クラフト-エビングが簡単に報告したように[2]，詐病（Simulation）は欺こうとする病的性癖によるものと考えられる。

このような概念をすべて厳密に規定することがどんなに重要なことか，たとえば精神病学におけるタイプ理論支持者である Fuerstner は証明している。彼は宗教的奇跡を装おうとしている 17 歳の娘 S についての症例において，私が思うには，狭義の Simulation 概念のなかで常に別の意味に取り違えることによって，「精神障害の詐病：Simulation geistiger Störung」であると断言するに至った。彼女に関して確認された症状すべてが欺瞞に基づくことを認めた後で，彼はそれに基づいて，彼女は詐病（Simulation）であると結論した。しかしこの娘は精神障害のひとつの症状を装ったのではなく，けいれん，麻痺などのいくつかの肉体的な症状も装った。しかし彼女が，たとえば「守り神に会おうとしている」と言ったとすると，彼女は幻覚を見ているふりをするのではなく，そう言うことによって，彼女は明らかに，実際に存在するものに対する信仰をなんとかして実現させようとしていた。Fuerstner は「『S にはどのような動機があったのだろうか，彼女には協力者や秘密を知っている人物がいたのだろうか，いたとしたらどの程度のものだったのだろうか』という問題に重点を移した。」　この問題は精神状態の評価にはまさに最も重要だと思われる。彼女が欺瞞を企み，宗教的狂信者の助けを借りてそれを実行し，それに対する報酬を受け取ったなら，それはおそらく通常の詐欺であり，けっして精神病学的意味での詐病（Simulation）であるとは誰も言うことができないであろう。しかし，私には，S は衝動で嘘を言うことはあまりなかったと思われる。自分は本を読むことによってすべての詐欺を思いついたという彼女の言葉はこれを裏づけるものであり，彼女がその時使用したという「大量のエネルギー」と「洗練」はさらにこれを肯定するものである。

　私の予想通りだったとすると，どの程度 S の詐欺は意識的なものだったのか，詳細な自白はどの程度信頼することができるのかという別の疑問が生じる。ついでに言うと，この症例はいくつかの点で R の症例を思い出させる。

　最後に，ここでもひとつの問題点についてとくに注意を喚起しなければならない。本研究でとくに私たちが取り組んでいる問題は，様々な種類の

II

意図的な詐欺では，故意の意識程度は多様であることと，多くの場合ほとんど気がつかないくらいゼロになることがあることを示すことであり，これより，意識的詐欺と無意識の詐欺は完全に対立するものではなく，けっして絶対的な概念でもないことを示すことである。この点について，私たちが一般的な症例に対して証明することはすべて，当然，精神病のふりをしている特別な症例にも完全に適用される。したがって多くの症例においては，私が実際に詐病（Simulation）であると告げた症例の動機が意図的であることを証明することが困難であるからといって，この概念を厳密に規定することをやめてはならない。私たちはたとえば，嘘をついている場合には，本当ではないことを言っているという意識は非常に少なく，嘘から錯誤，場合によっては妄想へと次第に移行していることも示した。しかし，嘘のなかの意識的な嘘を理解しようとすることをやめてはならない。また疑わしい症例の場合には，それが肉体的疾患の Simulation なのか精神的疾患の Simulation なのかを，さらに考えるようつけ加えたい。

人は一般的な意味でもこの表現を使用することができ，嘘つきあるいはぺてん師を仮病使い（Simulant）と呼ぶことができる。しかし私はこれは実際的ではないと思う。一方，Fuerstner のように Simulation の概念に対して故意という概念を適用しようとしない者は，この表現を使って，どのような仮病使いが特徴的ではないと言うのであろうか。たとえば，ここにある嘘つきがいて，この嘘つきのついた嘘によって，誰かある人間が彼は精神病であると錯誤するようなこともあるだろう。この時，これを「精神障害の Simulation」と言うなら，この言葉によって，自分自身錯覚を抱いている判定者は，この嘘つきの人格や嘘の種類にはまったく無関係に，どのようなものを特徴的であると表現するのだろうか。それゆえ，私は，この意味でこの表現を用いることは完全に不適切だと思う。同じく当然ながら，人は一度誤って精神病だと考えられた人間を，Simulant であると表明することがあるかもしれない。

ここで私たちの症例の最も重要な症状について述べる。私は，Ｒの症例では嘘と妄想が混在していると思う。別の言葉で言えば，彼女はたしかに

一面では自分が真実ではないことを言っているという意識があった。しかしもう一面では，同時に彼女自身も自分の言っていることを本当だと確信していた。したがって，2つの一見たがいに相反する意識状態が同時に存在していたと考えられる。私のこの意見は奇異に見えるかもしれないが，催眠実験を行うことによって，2つの異なる意識状態がこのように同時に存在可能であることを証明することができる。

　Forel教授は最近，非常に暗示にかかりやすい女性看守に対して，彼女が意識のある状態の時に，両手に2本テーブルナイフを持っているとの暗示をかけた。しかし実際には彼女には左手にだけナイフを1本渡しただけだった。この暗示はあらゆる意味で完全に成功した。女性看守は左手に実際にあるのと同じように，右手にも暗示されたナイフがあると感じ，それをはっきりと見た。彼女はナイフでテーブルをトントンと叩いた時にはその音を聞き，暗示されたナイフで紙を切る時は幻覚のなかで行うことにより，両方のナイフで紙片を切った。続いて，彼女から両方のナイフを受け取ったと暗示をかけたが，実際にはそのままで，左手にナイフを持たせたままにしておいた。彼女は両方の手に何も持っていないと報告した。そこで，10本の指を全部広げ，何も持っていない手を地面の方へ向けるように要求した。そこで非常に奇妙なことが起こった。彼女はこの要求を本質的には実行したが，同時にナイフを落とさないように，親指を軽く内側に曲げてたくみに手のなかでナイフのバランスをとろうとした。この経過は特異で，どんなに疑い深い人でさえこれが偽態であるとは考えないだろう。指の動きは明らかに，Forel教授によって暗示された2つのたがいに相反する意識状態に同時に影響を受けていた。ひとつの意識はナイフを見ず，感じることもなく，指を広げようとした意識であり，もうひとつはナイフを見て，感じ，地面に落とすまいとする意識だった。

　私の思い違いでなければ，この催眠実験で示されたのと同じような事実を，夢のなかでも観察することができる。夢の記憶はなるほどけっしてたしかなものではない。しかし，私自身が行った観察では，このような事実は間違いではないと思うし，別の人も同じような観察結果を報告している。人は夢で経験したことを，実際にあったことのように思うことがよくあり，

II

夢の経験によって強い不安を覚えることがあるが，一方ではこれはすべて夢なのだという意識があることがある。Rの嘘の供述とまったく同じように，想像の産物はここでは実際のことのように思えたり，実際のことではないように思えたりする。明らかに，ここでは2つの意識状態が急速に入れ替わる。これは，催眠実験の解釈のなかでは示されなかった想定であるが，この入れ替わる2つの意識状態という概念は，私の主張に対するたしかな証拠だと考える。

ここで引用した例では，一瞬の出来事に対する現実もしくは非現実の意識が問題となっている。上述の女性看守の場合には，彼女が手にナイフを持っていたのか，いなかったのかということが問題であり，夢の話では，それは夢だったのか実際に経験したことなのかということが問題になる。これらの例は，Rが軍の狙撃兵として料理女Wを抱擁した時，および，マイヤー医師として美しきアンナと婚約した時に見られたRの意識状態に類似する。彼女が自分の真の人格を意識していたかぎりは，彼女は嘘をついていたのであり，彼女が自分を狙撃兵あるいはマイヤー医師であると考えていたかぎりは，彼女は妄想に陥っていたのである。したがって，ここでは嘘と幻想が混在している。

Rが以前の経験だと自称している事柄について話す時は，話は別である。私たちはまず，どこまでが彼女の嘘か考える。彼女が以前の妄想を再現するかぎりは，再現能力が妨げられることはなく，出来事は幻想であると言える。と同時に，嘘だと考える時には，嘘と幻想が混じりあったものだと言うことができる。しかし彼女が以前の経験だと称するものを新たに作り出すような場合には，それは幻想ではなく，実際には記憶錯誤であり，彼女が実際の経験を間違って再現する場合は，記憶の歪曲である。したがってこのような意味では，Rでは多くの場合，嘘と記憶錯誤すなわち記憶歪曲の混在に比べると，嘘と妄想の混在はそれほど問題ではないと思われる。

実際は，私たちの患者では再現能力障害が大きな役割を果たしている。しかし，その病的意義を過大評価してはならない。健常者の再現でさえけっして絶対に正確であるとは言えない。人は以前の経験を再現する時には，思い違いをするものである。そして経験した時の意識がはっきりと明瞭で

あればあるほど，思い違いが少ない。Rでは，多くの場合そうだったに違いないと考えざるを得ないのであるが，当時の意識が不明瞭だったり重複している場合には，再現はなおさら不十分なものになると思われる。このような場合には，経験をした時の（異常な）意識状態のみが再現されると言うことができる。したがって，実際には再現障害でないものが再現障害と思われたり，以前に報告されたのとまったく同じ事が報告されたりするのであろう。

しかし，次のような状況では，再現する時に思い違いをすることがある。すなわち，今まで仮定したように，たがいに相反する意識状態が常に同時に存在しているわけではなく，時間的に比較的離れているが，同じ対象が関連しているような時である。たとえばRが自分宛ての手紙を書く時に欺瞞であることを意識していたが，それを受けとった時には妄想に陥っているような状態のことである。このような場合には，手紙を思い出すことは困難であり，それによってまた，重要な新たな再現障害の原因が生じる。

この種の再現能力障害の例をひとつここで解説する。この例は手紙に関するところがRの例と奇妙に類似しており，とくに言及に値すると私には思われる。この症例は法医学季刊誌にラインハルト Reinhard によって1889年に報告された。

＊　＊　＊

神経精神病質の強い家系に生まれた上流階級に属する 26 歳の女性。彼女自身もそもそも神経精神病質であり，退行変性の様相を呈していた。子供時代からてんかんを患っており，軽度の根元的精神薄弱であった。検査時にはヒステリー性てんかんの病像を示していた。子供時代には彼女は作り話をしたり，この世にありそうもないことを考える傾向があり，ときには嘘をつく傾向も見られた。思春期頃からは外国の知人にしばしばでたらめな内容の長々とした手紙を書いた。たとえば，彼女が「モミの木の妖精」として素晴しいと評価されたというバザーの話を書いて送ったが，実際にはそのようなことはなかった。また，祭台布を作るように頼まれたという話や，彼女が書いた対話劇「ヘルゴランドの恋人たち」の上演の話。これ

II

も同様に完全にでっち上げたものだった。彼女自身が言っているのであるが，彼女はそもそも文通し始めて以来，本当ではないことに取りつかれ，虚偽に入りこんだ。彼女は手紙に進んで尾ひれをつけ，それを好み，虚構のなかに入り込み，自分の経験を話し，虚偽に尾ひれをつけた。後には，結婚の申し込みと断わりの手紙を使って文字通り恋愛小説をでっち上げた。その話のヒロインは彼女自身だった。彼女はその話を友人たちに語り，1885年から86年の冬にはさらに100通以上の匿名の手紙を様々な人物に書いた。花，ブーケ，ワイン，ケーキ類，本，婚約通知カードの注文や依頼をでっち上げ，さらには招待の通知と中止の報告，まったく病気ではない人物に対する医師の往診の要請などをでっち上げた。延々と書き綴ったものは猥褻な内容の誹謗に満ちたものだった。彼女はこのようなものを多数，書き手自身に宛てて出した。Rの場合と同じように，まずは他人をそれでだまそうとしたが，自分自身の楽しみのためにそのようなことをしたと言ってもよい。このような行動の理由として，彼女は以前から誰かと肉体関係を持ちたいと強く望んでおり，すでに匿名者から多くの贈り物を受け取っていたので，ブーケを送らなければならないと考えたと供述した。

　そもそも私はこの例全体では，嘘のほうが優勢ではあったものの，Rの場合と同じように，幻想と嘘が独特の方法で混在していると考えざるを得なかった。患者が後に自分の一風変わった行動に対して用いた表現は，非常に特徴的である。

　すでに上で強調したように，詐欺を行った時の意識が不明瞭であればあるほど，記憶も曖昧であると考えなければならない。明瞭さの異なる記憶の段階分けについては，ラインハルトの症例でも十分に検討することができる。

　内容をでっち上げた以前の手紙について，患者は十分な情報を提供することはできなかった。彼女に任された祭台布の仕立ての話については，彼女はかなり納得のいくような説明をすることができた。また，彼女は別の話をでっち上げた。その空想で彼女は手紙を飾りたてた。これは，ひとつには自分自身を面白がらせるためであったが，もうひとつには，自分自身

が多数受け取っている手紙のほとんどのように開封するだけの価値のないような無味乾燥で思想の貧困な手紙を書くことに比べると，何かを作り上げたり虚構で細部を飾りたてたりすることはよいことのように思えたからである。じっくり考えてみれば，友人たちをこのようなでっち上げた話で苦しめることは，言うまでもなく許されない不快なことであると，彼女は思った。しかし，これはけっして重要ではなく，彼女が常に本当だと信じていたかどうかが問題である。心理学的経過が単純なこの例では，はじめのうちは記憶は明瞭で，その結果，患者の側からの心理学的正当化自体も単純で納得できるものであった。しかしそこから詐欺が周囲に広がり，次第に現実離れし始め，記憶は不確かになり，心理学的プロセスは患者自身にも不可解になってきた。

　裁判官と医師による様々な尋問で，自分の行動について供述するうち，患者は明確に説明できなくなり，様々な矛盾に陥り，自分には話すべてが謎だと強く主張した。彼女が自分の名前で友人に出したあらゆる事に関する手紙を最初見た時，彼女にはまったく知らないもののように思われた。長い間よく考えて初めて，彼女はその手紙のことを思い出したが，それでもはっきりとは思い出せなかった。たしかに，その手紙の内容は彼女を有罪にするようなものだった。ところが，彼女の衝動に対する精神的な行動動機はいまだに不明瞭でわからない。たとえ彼女が自分の行動に対して何かもっともらしい動機を申し立てれば有益であることを知っていたとしても，彼女は何も言うべきことがなかったので，そうすることはできなかった。彼女は自分の弁護人に対して審問の始めに罪を白状したが，その後で，犯人ではありえないということが突然再び自分にはわかったので，自分は無罪であると言った。また，彼女は自分は無罪であるという考えからけっして脱することができず，そのため，自分の行った犯行を完全には理解できなかった。自分を有罪にする行動を行った時に，罪や刑罰のことを考えたかどうか，彼女は覚えていなかった。以前には，彼女はいつも良心のやましさを感じ，自分が何か正しくないことをした時には責めさいなまれる思いを抱いたが，今回は夢のなかのことのように思われた。犯罪をおかしたことが露見した時でさえ，彼女は恐れを感じなかった。後になって初め

II

て，刑罰のことが頭に浮かんだことを認めた。彼女が認めたことは，彼女自身の記憶によって知っていることよりはむしろ，尋問によって彼女が知ったことであり，彼女の内面では，彼女が有罪になる行動を起こした時のそれに関する記憶と，彼女がそれについて尋問された時に初めて経験したことがごちゃ混ぜになり，彼女はどこで何をやめ，どこで何をやり始めたかについてもはやまったく忘れてしまっていた。こうして，有罪になる行動を行った時の彼女の記憶自体は，予審の時の記憶に比べると，はるかに不完全でぼんやりしていた。

＊　＊　＊

　私はこの症例についておよその次のように考える。手紙に書かれていたような恋愛小説は患者の想像の産物である。しかし，これは彼女には早い時期の「モミの木の妖精」や「祭台布」の嘘のようには明確に意識のなかに残らず，想像の産物は彼女には半ば現実に，半ば幻想に思われた。手紙では，2つの瞬間を実際に区別することができる。ひとつは，手紙を書き，それを送った時と，手紙の執筆者が手紙を受け取った時，すなわち既知の事柄の到着を経験した時である。最初の場合には，欺瞞や嘘であるという意識はまだ優勢である。しかし，第二の場合には，幻想の構造，すなわち手紙は，第三者が出したもののように思われる。この瞬間，手紙を書いた者は手紙に関して幻想に陥る。手紙を書いたことと手紙を受け取ったことに関する記憶がたがいに矛盾し，どちらの記憶も彼女のなかでは強大なので彼女自身には手紙は謎に思われる。しかし，あれやこれやの記憶がさらに強まるにつれて「自分は犯人ではありえないと思う」のである。

　厳密に言うと，患者の記憶にはけっして欠陥はない。病気に罹患している間の様々な瞬間に関する記憶のつじつまを合わせることがうまくいかないだけであり，そのため，彼女には自分の記憶が不完全であるように思われるのである。正常な状態であれば，様々な瞬間から構成される経験に関する完全だとは言えない記憶を心に止めておくことによってのみ，それを自然な連想によってたがいに結びつけることが可能である。この補助手段はまた，健康な人間を多くの誤解へと確実に誘いこむが，この誤解は通常

では狭い範囲にとどまる。この症例におけるように，自然な連想を行うことができない場合には，患者は困った状況に陥るであろう。彼は新たな関連する物を求め，それによって記憶は歪められる。この時，患者に意識的な悪意があったと決めつけがちであり，多くは不当に嘘，詐病，あるいはその類だと考えてしまう。

　患者が上述のように自分の記憶を完全な物にしようとする時に，創り出す情報源は非常に興味深い。まず最初に当然，各個人の生き生きとした想像が考慮に入れられる。しかし次には，彼らは外からもたらされた物をすべて喜んでキャッチする。この観点から見ると，上で引用したラインハルトの患者は非常に興味深い。彼女からは，彼女が自分自身の記憶より尋問から多くを知ったということが明らかにされたのであるが，同様の報告が多く行われている。

　この点について詳細に述べる前に，さらに，ラインハルトが自分の所見に対して言った言葉について言及したい。彼は，「被告人は有罪となる行動を行った時には，精神活動が病的障害を受けた状態であり，これはてんかん性あるいはヒステリー性てんかん性意識障害と考えられる」と述べた。具体的な症例では，常に疑い深い裁判官でさえもこの見解は実際的で適切だと考えた。しかし私は，理論的には，これは適切な考えだとは思わない。想像の産物を本物だと偽り，ときには自身もそのように考える傾向は，すべての症例の最も重要な点である。これは，以前の嘘の手紙と同様に，有罪とされる行動を基礎にするが，このような状態はヒステリー性てんかんではとくに頻繁に生じると思われるが，ヒステリー性てんかん患者でなくてもたしかに見られる。

　さて次に，上述の点について詳細に述べる。まず最初にラインハルト自身は，調査では患者を何かに「誘導する」ことを慎重に避けたと強調した。しかし，法廷へ召喚された時の報告から，予審判事に大いに誘導されたことが判明した。私はすでに，クラフト-エビングは幻想体系の部分をＲから誘導したとの推測を述べた。現代的に表現すると，これは暗示と呼んでもよい。また，ベルンハイム[3]のプロセスによると，これこれ以前にあ

43

II

れやこれやの経験をしたと人を暗示にかけるような場合にはとくに,「退行性幻覚」と呼ぶことができる。

　退行性幻覚のプロセスは十分に知られている。ここでは,様々な方法をとることができる。ある人間に催眠術をかけ,すぐにこれこれ以前にこれこれの経験をしたと暗示をかけることができる。もしくは,後に覚醒した時に以前に自分はあれやこれを経験したと信じるような暗示をかけることができる。もしくは,最終的には,暗示にかかりやすい人には,覚醒状態で以前にこれこれを経験したと暗示をかけることができる。このような医師の側からの暗示,とくに予審判事側からの暗示が,無意識のうちに行われていることについては,すでにベルンハイムやフォレル[4]およびその他の者が強調している。ベルンハイムは古典的な例として,Tisza-Eslar 訴訟を引用した。その例では9歳の少年が予審判事の質問によって暗示をかけられ,彼自身は目撃したと主張するが実際には起こっていない長い話を物語った。多くの実験的な例,なかでも上述のベルンハイムの例を参照するとよい。

　これらすべての例では,意識的であろうがなかろうが,催眠術師による暗示は完全なものではなく,部分的なものでしかなく,自己暗示によって完全なものになり拡大される。このような状況の下では,自己暗示によってあふれんばかりの退行性幻覚を喚起するには,わずかな,ふともらされた言葉で十分である。言うまでもなく,これは稀な例である。しかし,最初の刺激は必ずしも他者からの暗示である必要はなく,自分の側から自己暗示をかけることもできる。もしくは,自己暗示によって実際の経験と記憶を結びつけることができる。このような意味では,Rの幻想の構造全体は自己暗示と呼ぶことができる。この時,第三者の暗示に,自己暗示にいたる想像のイメージに,実際の経験の記憶に,あるいは夢の,譫妄の,実際の幻覚の記憶に,自己暗示によって一つひとつ結びつけることができるかどうかということはまったく無意味なことである。

　個々の場合,どのくらいの経験(実際の経験,夢あるいは譫妄状態,以前の幻覚)がそのような話の根拠になっているか判断することはしばしば困難である。p.20 に私は,Rのどの幻想をクラフト‐エビングが幻覚によ

る譫妄によって生じたと考えたのか述べた。地下牢獄からの脱出に関する話は最も「ヒステリー性動機」にぴったりする。私は，彼女はヒステリー性譫妄患者であり，すなわち，修正することのできない生まれついての幻覚患者であるとするクラフト-エビングと同じ意見である。しかし，暗殺の話と，とくに王である父と会ったという話については，はっきりしないと私には思われる。この話はあまりに詳細すぎ，正確すぎ，細部が論理的にたがいにあまりにもうまく結び付き合っており，私には彼女が実際にすべてを幻覚したのではないかと思いたくなるくらいである。

　たしかに，頭のおかしい人物からは同じような話を聞くことは少しも珍しいことではなく，実際，今までそのような話は常に幻覚によるものだと考えられていた。多くの場合，これは正しいと思われる。しかし時には，私が思うに，実際の幻覚に関する記憶といわゆる退行性幻覚を取り違えることがある[5]。このような推測に関連する例として，私たちが目下ブルグヘルツリでかかえている例がもうひとつある。以下の例は，その特徴のために詳細に論じる価値がある。

　　　　　　　　　　　＊　＊　＊

　R．St．　店員。勤勉で有能な労働者。18歳の時から幻聴に悩まされていた。最近まで彼はこの「耳打ちするような」あるいは「幽霊の声」を病気だと認めていた。4年前のイースターマンデー（復活祭の翌日の月曜日）（祝日）と11月のある日，翌年のイースターマンデーとその後は頻繁に，彼は風変わりな行動をとった。彼が言うには，彼は「麻痺させられ」，すなわち悪臭のする物で感覚を麻痺させられ，その後「目をくらませられ」，様々な「幻像」を見せる仕掛けを無理やり押しつけられた。このような病的幻像を彼はもはや病的なものと認めず，第三者の悪意による影響だと考えた。彼は何度も裁判所に苦情を訴え，ついにはいろいろな人を銃で脅し，そのため2年前に施設に収容された。そこでは彼は外でのような「追及」を一時中止し，感覚を麻痺させられたとはもはや言わず，単に，夜になると看守に寝ているところを起こされ，雪のなかを裸でチューリッヒの中央本部へ連れて行かれたなどと話すようになった。彼は，悪意による迫害で

45

II

あることを強く確信しており，狂人のむやみに細かいばかげた考えでもって彼の妄想をあくまで主張した。したがって，病像はパラノイアと呼ぶには疑問があった。

　ここで述べた幻像は今までは単に幻覚と解釈されていた。しかし私は，患者が私に述べた様々な供述から，この解釈は正しくないと結論せざるを得なかった。多くの例のひとつとして，次の例について述べる[6]。

　午後5～6時頃，いつものようにコンサートホールで聖歌隊の練習があった。Stはそのことについて知っていたが，長い間練習に参加していなかった。私が7時頃部局へやって来た時，Stが私に話しかけてきた。「ドクター！　私はあなたに苦情を言わなければなりません。今日の午後5時に，私が談話室に座っていると，看守のSprがやって来て，『聖歌隊の練習に定期的に参加している者』と言い，来客があるので，一緒に来るようにと強要しました。私は彼について行きました。ところが思いがけないことに，彼は私を客室ではなくコンサートホールへ連れて行きました。そこには聖歌隊全体が集められていました。看守Sprは『ディレクターさん！　新しい歌い手をお連れしましたよ』と言って，私を紹介しました。」その後，言い争いがしばらく続いたとのことであった。彼が執拗に拒絶するとようやく，彼の言い分が通り，彼は再び部局の談話室へ連れ戻された。談話室で彼は再び読書を開始した。その後，彼はそのことについては完全に忘れていたが，私が回診するほんの少し前，すなわち7時半頃，そのことを思い出した。その後，このような迫害はもう中止してもらいたいという，いつもの苦情が続いた。看守Sprとの対決や，聖歌隊の練習全体に参列したが何にも気がつかなかったという私の断言等も，当然役にたたなかった。参加者や目撃者が全員いつもすべて否定することは，彼にはおなじみのことだった。どうしてこのようになったのか，彼にはまったくわからなかった。関係者たちが何も言おうとしないのか，あるいは何かの影響によって言うことを妨げられているのか，あるいは記憶力が悪いのか。いずれにせよ，この話はまさに彼が報告した通りに生じたと彼は言うのだった。私は

迫害の目撃者だと彼に言われたが，そのことについては何も知らないと私が断言すると，彼は，「それでは，私はあなたに幻覚だと思わせられたのだ」と言った。

　これについてさらに述べる前に，次の事柄について触れておかなければならない。まず，厳密な日時に基づいてこの出来事が起こったとされているなかで，患者には外見上けっしてほんの少しの不安も認められないということ，患者が不安を抱いているならなんらかの変化が認められるということを述べなければならない。さらに，彼自身しばしばきっぱりと，このような影響を受けた後，いつもの場所に戻るとすぐに，その出来事は完全に彼の記憶から消えてしまう，と述べた。彼はそのことについてまったく覚えていない。自分が奇妙な迫害を受けていることに正しい光を当てようと（はっきりさせようと），憤慨して一度彼は私に，「どうしてこんなことになるのですか」と尋ねた。以前には数日後だったが，最近では1～2, 3時間後には自分に対する乱暴な扱いの記憶が浮かび上がるのが常だった。つまり，彼は「この時，3つの記憶を区別」しなければならないとのことだった。1つめは，彼に不明瞭なぼんやりした輪郭で出来事を意識させる記憶であり，2つめは正しい光を当てられた出来事の中心的な記憶であり，3つめは出来事全体を最初から最後まで細部にいたるまで完全に明確にはっきりと意識させる記憶であった。患者自身，自分がこうだと思っている経験の一部は幻覚だと思っていることは，すでに上で述べた。彼が，この「幻覚」は迫害者によって作為的に起こされたと信じるのも当然である。私が彼に「では一体どうやって幻覚と現実を区別することができるのか」と尋ねると，彼は「たしかに区別するのはきわめて困難であり，しばしば長く考えなければならない」と答えた。しかし最終的には，常に明確な結果にたどりつくことができた。彼は，この問題に決着をつけるために，幻覚に対してよりも事実に腹を立てるほうがより確実であると考えた。

＊　＊　＊

　ここで述べた事柄から，この症例では実際の幻覚の記憶ではなく記憶錯誤が問題であることが明らかになった。すなわち，次のような理由からこ

II

のように考えることができる。まず第一に，論理的に明快な話は，ヒステリーやアルコール中毒，急性精神異常の場合のように，けっして譫妄ではない。非常に明確に示されると同時に，意識全体が大きな幻覚に陥るようなことは，他では認められない。第二に，患者にとっては明らかに不快な譫妄状態の時でも，その行動には明らかにまったく変化が認められない。第三に，また私にはこれが最も重要だと思えるのだが，幻覚と称するものによると，その幻覚に関する記憶がすべて欠如している。第四に，記憶として浮かび上がってきたイメージはゆっくりと生じ，次第次第に形を明確にしていく。その明瞭さはそれに伴う情動に依存する。そして，この情動だけが患者に，現実かあるいは幻覚かという問題に決着をつけさせる。

このプロセスは，私たちが催眠実験で退行性幻覚（Bernheim）あるいは暗示された記憶錯誤（Forel）と呼ぶものと完全に同じである。たとえば幻覚にはパラノイアの特徴が見られないのと同様に，ここで報告した症例でもパラノイアの特徴はこの「退行性幻覚」には存在しないことを強調する必要はほとんどないであろう。一方，この症例の「退行性幻覚」はパラノイアによって独特の特色を与えられていることをつけ加えなければならない。したがって，王である父との出会いに関するRの話をStの退行性幻覚と類似していると考えるならば，いくぶん割引して考えなければならない。私には，何といっても，退行性幻覚あるいは記憶錯誤の症状それ自体，すなわちその純粋な形に正しい光を当てることが重要だと思われる。

Rでは，彼女の別の供述の場合と同様に，彼女の「退行性幻覚」に対して，どの程度嘘と記憶錯誤が入り混じっているのか，この点に関してすでに述べたRとStの症状をどの程度区別するのか，パラノイアのどのような病像に相応して，確固としてその錯覚の現実性を信じるのか，明確にしなければならないと思われる。

Rについては，彼女の経過はGottfried Kellerの小説「緑のハインリヒ」に非常に似ていると思う[7]。

＊　＊　＊

　およそ７歳のハインリヒ・リーは遊んでいる時に，自分でも意味を知らない無作法なひどく野卑な文句を二言三言誰にともなく口に出した。母親と母親の友人がただちに一体誰からそんな文句をならったのか尋ねたので，彼は「ちょっと考えて」，まったくといっていいくらい話をしたことがない自分よりはるかに年上の学校友達の名前を挙げた。数日後，この少年たちは，彼と一緒にクラスの先生と宗教の先生のきびしい尋問を受けた。彼らはまったく呆然として，当然ながら否定した。そのような言葉を少年たちからどこで聞いたのか尋ねられたハインリヒは，「すぐに調子づいて，即座にぶっきらぼうにきっぱりとした態度で，『兄弟の森で』と答えた。」彼は，少年たちがそこへ彼を散歩に連れ出した様子を詳細に話してみせた。少年たちは呆然とした。ハインリヒはとった道を聞かれた。「するとたちまちその道がはっきりと目の前に浮かんできたし，そして自分では実際あったと信じているその作り話を打ち消され否定されたのに業を煮やして，そう考えるよりほかにはこの場の実情を説明する方法がないのであるが，私は森へ行く大小の道を申し立てたのである。その道のことは，ただちらっと耳にはさんで知っているだけで，深く注意して聞いていたわけでもないのに，一つひとつの言葉がうまい具合に頭のなかに浮かんできた。」詳細に，彼の言う経験全体の最高に冒険的な話がさらに続いた。「学校では，この物語を話した時のような弁舌の才が私にあろうとは誰も今まで知らなかったので，私がいつか濡れ鼠になって夜遅く家へ帰ってきたことがあるかと，母のところへ聞きにやるなぞという考えは，誰の頭にも浮かばなかった。（彼は小川のなかにころげ落ちたと話した。）そこで，少年たちの誰かが，ハインリヒが申し立てた時間に彼が証明した通り学校をサボったことと，彼の冒険との間に関係がつけられてしまった。彼はまだ年のいかない子供でもあったので，先生たちは彼の子供らしさと，平生の無口に似合わず晴天の霹靂のように思いがけなく降って湧いた話の両方を信じてしまった。」少年たちは厳罰に処せられた。ハインリヒ自身は大人と同じくらい，「おぼろげな記憶をたどってみると，私は自分でそんな罪深いことをしで

II

かしておきながら，平気であったばかりでなく，詩の権能によって私の作り話が少しも曖昧なところのなく美しく磨きをかけられ，しかも，私の独創的な言葉にあやつられて，あるめざましい出来事が発生し，悲劇が演じられたということに，むしろ一種の満足すら感じたのであった。だから，ひどい目にあった子供たちがそんなに悲しんだり私に向かって腹を立てたりしたわけが，私にはどうしてもわからなかった。なぜかといえば，この事件の見事な成り行きはおのずから明らかなことであって，私がこれをいささかたりとも変更することのできなかったことは，大昔の神々が運命には指一本触れることができなかったのと同然だったからである。」

　この話は，退行性幻覚にきわめて類似している。まず，それゆえにここに正確に引用したのであるが，緑のハインリヒに虚偽の報告をさせた動機は興味深い。女性たちと先生たちの綿密すぎる質問は，Tisza-Eslar 訴訟の予審判事の尋問が9歳の少年に答えを暗示したことや，クラフト-エビングの調査がRに答えを暗示したのとまったく同じで，ハインリヒに答えを暗示した。ハインリヒは後に自分の過ちに気づき，「その時になって初めて，この出来事は昔に倍した消しがたい憤りをもって私の心を責め，思い出すたびに血が頭に昇ってきた。私は無理にも全責任をあの当時私の言葉を軽々しく信じてしまった審問官の先生たちに転嫁し，そのうえ，私の口にすべからざる言葉に気がついて，たしかな出所を聞き出さないうちは承知しなかった，あのおしゃべりな女の人に罪をきせてやりたかった。」第二に，ハインリヒは「私自身が信じていた話について」口にしたことは興味深いことだが，一方では「私の独創的な言葉によって」あるめざましい出来事が発生したことを喜んだ。彼は嘘をついたのであろうか。それとも，彼自身が自分の話を信じていたのだろうか？　いずれにせよ，後者が妥当ではないかと思われる。したがって，まさにラインハルトの患者（これに関連する2つの引用を参照）の場合と同じで，恥や罪の意識の痕跡は欠けていた。第3に，「私の言葉を軽々しく信じてしまった審問官」の信じたことの詳細な記述が興味深い。

　私は，緑のハインリヒがあの年齢で嘘をつく傾向が大きいことに躊躇せ

ず言及したい[8]。くだらない騎士小説を読むことによって，彼の想像力は大いに活気づけられた。彼は，その時は嘘であることを意識していたが，彼は自分の役割を友人に対して可能なかぎりすべて細部にわたるまで実行した完全な恋愛小説をでっち上げた。Rにも最初は同じようなことが起こったと思われる。ハインリヒの場合には，彼の善良な性質がすぐに打ち勝った。彼は今度ばかりは嘘と嘘をつく不安から縁を切った。しかし，Rは次第にだんだんと自分の嘘を信じるようになり，まさにハインリヒが報告したような状況にもう一度陥った。少年の想像力は非常に現実離れした老婦人との交流によって活気づけられた。この女性は近所に古道具屋の店を所有しており，そこで彼はいろいろな印象を受けた。「この様々な印象を受けて，私は横町を通り再び家へとゆっくりと歩いて帰った。静かな私達の部屋で私は大きな夢のような織物を広げ，それに呼び覚まされた想像力が一撃を加えた。これは実際の生命を持って絡み合い，私には区別をつけることはほとんどできなかった。」彼は自分が話した物語をせめて説明したいと思った。そうしなければその物語を彼はつかまえておくことができなかったので。

　これと類似する想像の産物と自分の経験の混同は，日常生活でもそれほど珍しいわけではない。ここで私は多くの狩りの手柄の大ぼら話のことを考えた。このような話の優れた描写はDaudetの「タラスコンのタルタラン（Tartarin de Tarascon）」で見ることができる。

＊　＊　＊

　生まれ故郷の町タラスコンを今まで離れたことのないタルタランは，想像のなかでは狩りと戦いの物語のなかでのみ生きており，遠い国々を旅するあらゆる旅物語と狩り物語を優に百回は読んだ。彼はしばしばタタール人がときおり襲撃してくる上海での生活について話し，その生活を生き生きと描いて見せたので，しまいには自分が実際に上海にいたような気がするようになった。「勇者はついには自分自身が上海には行っていないということに確信が持てなくなっていた。タタール人の襲来の話を百度も語れば，ごく自然に語れるようになるものだ。『今こそ，手下に戦闘体制をと

II

らせ，船旗を高々と掲げ，やるのだ，やるのだ，船倉という船倉からタタール人めがけて』」Daudet は続けている。「タルタランはとんでもない嘘つきなのか。ちがう。断じてそうじゃない。タルタランは嘘つきじゃない。とにかく，彼は自分が上海に行っていないことが十分にわかっているはずだ。わからないはずがない。それはこういうことだ。南フランスの人間は嘘をつかない。ただ，思い違いはする。必ずしも本当のことを言うとは限らない。自分では本当のことを言っていると思いこんでいるのだ。」(以下，南フランス人の生き生きとした想像のユーモラスな描写が続く。)

この例は多くのわかりやすい例のひとつである。Daudet の心理学的プロセスの描写は的確である。

これまで詳細に述べた例は，症状はどんなに多様な価値を持っているか，また，精神的な健康と病気の間に境界線を引くことは，最終的には個人の判断にゆだねられることを示している。Daudet のタルタランは，精神的に健康な者の部類に含まれると考えなければならない。緑のハインリヒは精神病とは言えないが，彼の性格はたしかに普通ではなく，彼が述べた個々の話は異常である。しかし，ラインハルトの患者とRは明らかに「精神病」である。

注

1) 原文 p.37 の 1)　精神病患者の手紙，ⅩⅥ,1
2) 原文 p.37 の 2)　精神病学年鑑，Ⅷ,298
3) 原文 p.47 の 1)　Bernheim，暗示と治療への応用，第 2 版，1888
4) 原文 p.47 の 2)　Forel，催眠術
5) 原文 p.49 の 1)　上述の Forel はすでに，「退行性幻覚」は本当は幻覚はなく，したがってこの表現は「暗示された記憶妄覚」という表現，もしくは引用本の新版で使用されている「暗示された記憶錯誤」という表現を使うほうがよいと指摘している。それによると，私が報告した例は，自己暗示された記憶錯誤である。Kraepelin によると，この症状は「単純な記憶錯誤」と呼ばれる。

6) 原文 p.50 の 1)　このような患者の報告はすべて常に正確で，長い間経った後も一致していることをとくに強調しておく。

7) 原文 p.52 の 1)　「緑のハインリヒ」Gottfried Keller の小説（1889 年，ベルリン），第Ⅶ章「子供の罪」。科学的論文のなかで，文学作品についてこのように詳細に触れることをよく思わない人もいるだろう。しかし私としては，卓抜した作家の作品は私たちの周りを取り巻く現実の世界の人物同様，心理学の研究にとって非常に貴重であると確信している。さらに，ここで引用した小説には，心理学を無価値なものだとして脇へ押しやることをけっして当然だと思わせない多くの貴重な心理学的分析が含まれている。とにかく，現実の一面的心酔者に対しては，緑のハインリヒの第 1 巻全体には，信頼すべき報告（D N.Z.Z. における Gottfried Keller に対する Baechtolds Nachruf 教授）に基づくと，Keller の青少年時代の逸話が多数含まれていることを言い添えておく。また，そこで語られている話は並外れて独創的であるため，今までこの小説を読んだ者はすべて，「これは Keller 自身が経験したことに違いない。こんな話を創作することはできない」との確信を抱いた。この小説が発表された時には誰も退行性幻覚のことなど知らなかったので，いっそうその通りだと思われた。暗示と退行性幻覚の概念が科学的に認められ，報告されるずっと前に，Keller はそのプロセスに対して卓越した描写を行った。この心暖まる作品を注意深く読むことをお勧めする。

8) 原文 p.55 の 1)　第 XII 章「読者家族」，嘘の時間，上記引用

III

　私は非常に興味深い症例をフリードリヒスベルグで観察する機会を持つことができた。この症例は私に本論文を書こうという気にさせた初めての症例であり，ここで私が最初に展開した根本的アイデアを与えてくれたものである。この症例は以前の症例に比べ非常に複雑である。したがって，この症例については，2つの立場で報告する。

　既往症の報告はすべて公文書に由来する。既往症は膨大であり，詳細に調査を行ったが，報告は多くの点で必ずしも完全に確実だというわけではない。ここではまず，知っておくべき一般的な事柄を報告する。全体像を見失うといけないので，とくに興味深いと思われる個々の事柄については症例の考察のところで補足する。

前歴（公文書に基づく）

　根本的には正しい本人の身上調査記載事項も，詳細に見ると，非常に食い違いがある。その理由のひとつに，それが患者自身が報告したものであるからだということがある。名前にしても，名字は Lemke, Lembeke, Lemcke, L 通称 Lampe, L 通称 Schroeder, Lampe（Lembke とも呼ばれる）と様々である。名前の方は主に，Wilhelmine と Auguste である。患者自身は1882年2月16日にかなり下手な字で，「Auguste Lembeke」とサインしている。最も古い公文書では，ほとんど Wilh. Lembke と書かれている。彼女自身はフリードリヒスベルグでは常に「Minna」と称していた。出生地については，様々な場所が挙げられている。もっとも，同じ村落のことを指していると思われる。Lampe はある時は父親と呼ばれたり，あるときには継父と呼ばれている。また，労働者だったり税金監査官だったりした。

III

既往歴

1863年に父親が死亡した。記録によると溺死だった。1873年もしくは1877年に母親が死亡した。兄弟姉妹はいない。ハンブルグに従姉妹が住んでいる。Lには「遺伝的欠陥」があるとのことであった。彼女は1853年か1854年の3月7日にボイツェンブルグ地方で生まれた。彼女自身の供述によると，彼女はシャリテー（慈善病院）に入院し，14歳の時からけいれんに苦しみ，1日に3～4回も発作を起こした。てんかんの発作のために1875年4月28日にノイハウスで審問を受けることができなかった。彼女の発作の頻度と持続時間は医師の診断を必要とし，彼女は刑務所ではなく救貧院に収容されることになった。

1872～80年に彼女は8回，窃盗，詐欺，横領，文書偽造で，3日間の禁固刑から懲役15カ月までの刑に処せられ，合計3年3カ月間収容された。1880年2月11日に彼女はルッカウの刑務所で私生児を産んだ。この子供「Auguste Bertha」はNoack夫人のもとに預けられた。Noack夫人はLにだまされ，彼女のことは何も知らなかった。Lは1887年に，子供の父親は大工のHeinrich Schmidtだと述べた。子供は3～4歳で死亡した。（当時の別の供述とは確実に異なる。）

1880年12月27日午後4時にベルリンのウンターデンリンデンの道の真んなかで彼女はけいれんに襲われた。そのため1880年12月27日～1881年3月16日まで彼女はシャリテーに入院した。そこで彼女はけいれん，ヒステリー性障害，譫妄症状を発現し，最終的には盗みを働いてそこから逃げ出した。後日，彼女は健康であることを証明した医師の診断書とともに盗んだ品を送り返してきた。彼女の病歴には「未治」と記録された。

続いて彼女はその年の4月と6月に，ベルリンで窃盗と詐欺で各々14日間と6週間の禁固刑を科せられた。9月にはハンブルグへの旅の途中で盗みを「常習」し，ベルリンでは窃盗で捕まり，「けいれんを詐病して」，1881年12月28日にLouise Muellerという名前でシャリテーに収容された。

1881年12月28日から1883年11月25日まで，彼女は隔離された。詳しく言うと，1881年12月28日から1882年3月22日まではシャリテーに入れられた。そこでは前回と同じような症状を示し，「治癒不可能なけ

いれんを患っている」としてモアビット刑務所に移された。しかし，「騒暴状態の者は処置できない」として，そこから5月2日にシャリテーに送られた。5月17日に彼女はリマン Liman によって精神病と宣告され，6月5日に「治癒不可能な精神病であり，公安を害するもの」として訴追を免れた。6月7日に彼女はダルドルフに移された。そこでは何度も発作を起こした。彼女はかなり重度の精神衰弱であり，記憶欠如と抽象的思考処理能力の低下を示した。10月6日，彼女はヒルデスハイム精神病院に移され，そこで1883年11月25日に「おそらく女性看守の助けにより」逃亡した。

その後，彼女は再び罪をおかして，モアビットの未決刑務所に収監された。病院勤務医 Dr.L. による精神病とする証明と，2回の激しいてんかん発作のために，そこからシャリテーに送られた。そこでは Siemerling が，てんかん発作に最近ではヒステリー性発作が加わったと断言した。激しい興奮状態と錯乱が何日間も続いた。知力は極度に損なわれた。そのため，彼女は1884年5月8日に精神病院 L. に移され，1884年9月30日に再び別の新たな起訴の訴追を免れた。一方，1884年11月1日には裁判所によって禁治産宣告の申請が却下され，L は1885年7月22日に L. から逃亡した。その L. では彼女はまるまる2～3日間続く純粋なてんかん性の発作を起こし，それに続いて24時間精神錯乱を発現した。精神病院 L. の院長に対して，検察庁は違法な監禁のかどで訴訟を起こした。L. から逃亡した数日後に患者はハンブルグで数回詐欺を働き，さらに，1886年春にはブレーメンとハンブルグで，最後にはトステット周辺で4月26日から1887年5月26日までに連続的に何件もの詐欺を働いた。

1887年5月26日に彼女は当地近辺で逮捕された。彼女が言うには，逮捕される前は1年間ヨークに住んでおり，裁縫で生計を立てていたとのことであった。もっともその地での彼女の大家の証言によると，彼女は必ずしも品行方正だったわけではないようだった。

証言によると，拘禁後の1887年5月26日，未決拘留中に，彼女は「精神障害，とくに記憶減退」を詐病しようとしている（St の予審判事）との印象を与えた。そのため1887年10月1日から11月12日までゲッティ

III

ンゲンの精神病院に精神状態を観察するために送られた。そこで彼女は10月1日と2日に1回ずつ，10月26日に2回，連続的な精神錯乱を伴うてんかんの発作を起こした。その他には，彼女には精神障害の疑いは全く見られず，彼女の刑罰に関連する事柄は別として，明確に筋の通った話をした。「確実に精神病であると断言することも，きっぱりと詐病であると証明することもできなかったので」，ゲッティンゲンのMeyerは1887年11月1日，観察期間の延長を申請した。この申請が却下された後，彼は，Lはヒステリーではあるが，精神病ではないとする所見を提出した。その結果，彼女はStで懲役4年の刑を宣告され，ハンブルグの検察庁に送られた。さらに，1888年1月30日にはベルリン，アルトナ，フレンスブルグ，リューベック，ロストック，オスナブリュック，ヴェルデン，ブレーメンの各検察庁で，多数の詐欺事件で訴追された。1888年3月27日に，Lはハンブルグの裁判所から，精神状態観察のため，6週間，フリードリヒスベルグに送られた。

　Lの詐欺はすべて同じ方法で行われた。彼女は誰か自分を知らない人のところへやって来ると，親類だと偽り，短期間あるいは長期にわたってもてなしを受け，その後姿を消すのだが，その時，多少の差はあれ，いくつかの貴重品を盗み出した。行動の表面だけを見ると，どの場合にもLは抜け目がなく，この仕事に熟練しているかのような印象を与えた。どの尋問でも，彼女は自分の犯罪についてほとんど何も知ろうとしなかった。

　精神病院における観察
　Lは，中肉中背で華奢な容姿をしており，軽度の貧血である。目鼻立ちが整っており，独特の刺すようなまなざしをしている。彼女は，厳密な身体検査をけっして許さなかった。大きな肉体的異常はない。ときおり，頭頂部に頭痛を訴え，「骨がばらばらになりそうなので」，特別な優遇措置として，酢漬けニシンを何度も要求し，生の酢もしくはコショウを加えた酢をとくに好んで飲んだ。
　ある日の午後，彼女は突然，顔全体が赤くなるほど自分の首を締めた。

不安な様子を見せ，頭痛を訴え，頻繁にベッドから起き上がった。このような状態を何度も繰り返したが，夜には再び落ち着いた。その後も，時々顔が異様に赤くなったり，ときには赤と白の斑になることもあった。とくに最初の時には，彼女は変に顔を歪め，様々な険しいしかめっ面をした。

3月26日から4月17日までに6回，さらに5月5日にも彼女はけいれん発作を起こした。最後の発作は，彼女を別の部局へ移そうとした時に起こった。以前にもこのようなことがあり，彼女は別の部局へは行きたくないと泣いた。最後の発作の時には，その前日に地方医師が彼女と長時間にわたって話し合いをした。その後，彼女は不機嫌になり，翌日もまださんざん泣いた。その他の発作の時には，このような誘因は認められなかった。

発作とその後の状態はとくに非常によく似ていた。私は，そのような状態の患者を厳密に何度も観察した。発作は頭痛と，ときには長期の，ときには短期の意識混濁によって始まった。次に，ときには間代性けいれんが，ときには強直性けいれんがすべての四肢で発現した。とくに，身体の右半分と頸部および顔面筋肉で著明に発現した。ときには，彼女は腕で自分を打とうとすらした。彼女は絶えず口から血の混じった泡を吹いた。瞳孔反応が認められた。すなわち，まぶたの間に指を入れて，最初の一瞬だけ，まぶたの弱いぴくっとした動きを惹起することができたが，その後は反応を呼び覚ますことはできなかった。鼻中隔における針穿刺も全く反応を惹起することはできなかった。発作は平均5〜10分間続いた。発作の後，患者はしばらく完全に意識を失ってベッドに横になっていた。その後，彼女は起き上がり，うつろな目で隅をぼんやり見つめ，甲高い声で，「Ella」と叫んだ。後に，彼女は衝動的に服を脱ぎ，衣服と寝具を引き裂き，ベッドから出た。この時，彼女は誰かの声に答えているようであったり，「まあ，ベッドに寝てどうするつもり？」「ええ，私も起きるわ」「洋服をもっとびりびりにしなくてはいけない」「ええ，何とかやれますとも」などと，完全な会話を口にしたりした。部分的には，彼女は質問にも答えたが，ほとんどの場合混乱し，たとえば「Wって誰？」(彼女が呼ばれていた名前)「彼は将校です」「どのようにしてあなたは彼のこと知ったの？」「彼には頭が3つある」などと話した。

III

　このような連続的な精神錯乱状態はときには24時間も続いた後で，ようやく次第に消えていった。ベッドに起き上がると，患者の感性もたちまち元に戻った。針穿刺に対して最初は単純な反射反応しか示さなかったが，次第に複雑な拒絶の動きを示した。
　全身状態に関しては，彼女の2回の入院期間を厳密に区別することができる。しばしば発作を起こした4月20日頃までは，彼女は比較的症状のない時にもかなり精神錯乱を起こした。表情はこわばり，顔をいつもそむけているか，部屋の隅をぼんやりと見つめており，小さな，ほとんど抑揚のない声で，あたかも夢を見ているように話した。彼女は女性看守とはほとんど話さず，私とも少ししか話さなかった。ほんの時たま，彼女と何かまとまりのある話をすることができた。彼女は正確な情報をけっして口にしなかった。この期間中，彼女はほとんどベッドにいた。
　4月18日から5月7日までは，彼女は独居房にいた。そこへ移された直後に状況は急変した。彼女は話す時，生き生きとした豊かな表情を示し，常にしっかりと私を見つめ，ときには率直に，ときにはもってまわって，素早く迅速に答え，口達者に弁舌を展開した。この時には，表面的には全く健康に見えたであろう。彼女はこの期間中，裁縫をし，器用に自在に裁断したが，仕事の際に非常に物忘れが激しいことがさらけ出された。
　彼女の声はよく変わったが，常に怒りっぽい声だった。初期には粗野で無愛想だった。いつも彼女は，「私は何も知らない！」か「私は何も知らない。そんなのどうでもいいことだ」と答えた。私が好意的に，何か書く紙を欲しいかと尋ねたら，彼女は，「私はあなたからは何ももらいたくない」などと答えた。ほんの時たま，彼女は酢づけの鰯，何か酸っぱい物，オレンジと引き替えに友好的な態度を示した。後期には彼女はほとんどの場合快活だったが，長い話し合いの後にはいつも不機嫌になりひどく興奮した。しかし常に注意を集中し，丁寧で礼儀正しかった。
　私は頻繁に彼女の病気について話をしたが，ただ一度の例外もなく，彼女は自分が完全に健康だと主張した。そしてそれに対する反論によって，非常にいらだつのが常だった。初期には，私は彼女を何度も故意にいらだたせることになった。しかし，どんなに思いやりのある方法で彼女の病気

について説得しようとしても，彼女は激昂した．しかも，彼女はけいれんを起こすことさえ否定した．しばしば私は彼女から次のような言葉を聞いた．「それではあなたがけいれんを起こすんです．私はあなたと同じように健康です！」 また彼女は何度も，突然爆発するように叫んだ．「私は病気じゃない．私は食べて，飲んで，眠る．食べたり飲んだり眠ったりしない人が病気なんであって，私は病気じゃない．病気になるくらいだったら死んだほうがましだ．私は誰の邪魔にもなっていない．誰もあなたの言うことなんか信じるものですか．」 この時，彼女の顔には赤い斑点が浮かび上がり，頭に毛布をかぶり，一晩中泣き，夕食を食べず，次の夜も一晩中泣き続けた．

　後に彼女は，「自分は気絶したが，『放心状態になる病気』ではない」とつけ加えた．快活な時期にも，彼女はこの話題になると数時間から数日間不機嫌になった．このような時には私に，自分が健康であることを納得させようと非常に努力し，常に慎重に答えた．これに関連して，次のような特徴的なことがあった．私は彼女に，きちんと計算することができるかどうか尋ねた．「もちろん，計算できます．でも，何かに書かなければなりません．暗算はいつも苦手です」と彼女は答えた．そこで次のような例を示すと，全力を奮って努力して問題をできるだけ早く正確に解こうとしているのが見て取れた．おそらく受験者が見せるような混乱を示して，彼女は最初の質問，「3×3は？」にすぐに6と答え，しばらくその答えのままだったが，やがて9と答え，恥ずかしがっているように見えた．「6×7は？」という質問では，今度はゆっくりと熱心に計算した．「3×7は？」「はい，3×7は21です」「それでは2×21は？」「……42」「101－14は？」という質問では，彼女はゆっくりと計算し，とうとう88という答えを見つけ出した．「72＋11は？」中断．何を計算しなくてはいけなかったのか，もう忘れたのだろうか．ふたたび「72＋11は？」と問うと，とうとう83という答えを出した．計算はこのように続いた．彼女が健康な時に，これこれの刑に処せられたのだということに注意を喚起しても，彼女は何か罪をおかした時には刑期を務めるつもりだが，病気ではないと返答した．自分は精神病院に入るような者ではないと彼女は言った．結論

III

としては，彼女は病気でないということ，それはけっして考えられないということだけであった。

　前歴について，彼女は次のような供述を行った。病院に入院直後に，彼女は女性看守に，自分は一度シャリテーにいたことがあり，そこでチフスの治療を受けた，また，ダールドルフにもいたことがあると語った。最初の供述で彼女が主張したことを，後に彼女は否認した。すなわち，チフスのためではなく意識不明になったためそこにいたのだと，後に彼女は白状した。頭がはっきりしている時も意識が錯乱している時も，しばしば彼女はそこの一般医師を「医長Mさん」と呼んだ。また，精神病院にいることを全く思い出せないように見えた。一度彼女は，騒々しい患者のなかにいることで苦情を訴えた。それに関して私が，以前に何か似たような経験をしたことがあるかどうか彼女に尋ねると，明らかに驚いて「いいえ！」と答えた。一度，彼女に彼女の全前歴を伝えたときには，注意深く，むしろ緊張して聞いていた。私が一度「覚えていますか」と言葉をさしはさむと，彼女はただちに「いいえ！　いいえ！　何か覚えていれば，そう言います」と答えた。名前に言及すると，彼女は全く自然に，「Sander，Sander……この名前を私はたしかにどこかで聞いたことがあるような気がする」と言った。ダールドルフ，L.精神病院などは彼女には全くなじみのないものであった。彼女の三番目の脱獄のことに言及すると，彼女は笑って言った。「まあ，それはひどい！」

　刑に関連して，最初の日と同じように，Ellaをそっとしておいてくれさえするなら，10年間の刑期を務めるつもりであると彼女は言った。後に彼女は，告訴されていることを知っているし，すでに以前に有罪の宣告を受けたことがあることを知っているとつけ加えた。しかし，詳細については何も言うことができなかった。しばしば自分の弁護人のDr. Oの名前を口にした。一度，精神が錯乱した状態の時,「私は彼に告訴された」と言って，自分はなぜ彼に苦しめられなければならないのかと尋ねた。別の時には,Dr. OはEllaの件を取り扱ってくれていると言った。彼女の意識がはっきりとしている時にこの矛盾に注意を喚起すると，非常に驚いて，明らかに最初に述べたことについては何も知らない様子だった。Dr. OがEllaの

件を取り扱っていることだけはしっかり心に留めていたようだった。彼女の犯罪について長時間にわたって話し合った後，彼女は女性看守に，自分は一緒に住んでいた人たちの所で果物を全部盗んだので，釈放後に処罰されたのだと語った。別の所ではすべてを語ったが，ここではたしかに病気だとされたので，話す必要がないのだと，彼女は言った。実際にはなかったこの窃盗以外には，彼女に責任がある行為について，何も言わなかった。

　当然，私は彼女が自称する健忘症と供述の矛盾について，彼女を非難した。彼女は挑発するように「どんな矛盾？」と叫び，「そんなこと私が言ったですって？」と言った。彼女はいつも言葉巧みに「私には人々がどんなにすべてをわきまえているか，全く理解できなかっただけなのです。考えたことをあなたに言う義務などないことは，私にはわかっています。あなたが別の人の言うことのほうを信じるなら，あなたがすべてがどうだったのかよく知っているなら，なぜ私に尋ねたりするのですか？」と反論した。彼女と他の人の話を比べるのは当然のことである。容易に彼女を告訴することはできるが，それでは何も証明されない。私が彼女にいつも新たな異議を申し立てると，彼女はすでに証人と対峙させられるなどして，最終的には自分の議論のもろさをぼんやりと意識するようになり，明らかに不機嫌になり，努力しなければ興奮を隠せなくなった。このような話し合いではいつも，彼女の見当識は実際に非常に不完全でしかないとの印象を受けた。いずれにせよ彼女は常に事実を否定するだけで，けっして健忘症であることを認めず，自分が告訴されたことについてはぼんやりとした意識しか持っていないように思われた。少なくとも，彼女が罪の意識を持っていたかどうかは，明らかではない。

　彼女の積極的な供述はとくに興味深い。私はすでに頻繁に「Ella」について言及した。Ella について彼女は，発作直後，譫妄状態，精神錯乱状態，完全に意識がはっきりしている時などに話した。彼女はいつも Ella について同じことを言った。「Ella は私の娘で，まもなく 16 歳になる。魅力的で，家事手伝い見習い中であり，8 月に年季を終える。彼女はヨークに叔母と一緒に住んでいる。」この供述はすべて非常に詳細だった。譫妄状態の時

III

には，彼女はEllaの父親はWであると言った。Wは将校で，いつもElla にと美しい品物を送ってくるし，定期的にお金を送ってくる，と。意識が はっきりしている時には，彼女は明らかに不快そうに驚いたように，Wの 名前を言った。Ellaの父親のことを尋ねると，いつも「そのことについて は言いたくない」と言うか，「言わなければなりませんか？」と答えた。 4月27日に彼女は，「今日はたしかに27日ですか」，と尋ね，「チョコレートはあげられないけれど，Ellaの誕生日です」と言った。

彼女自身は，別の名前ではなく，常に，単に「Minna」と呼ばれたがった。 彼女はLembkeとは名乗らなかった。後になって彼女は，自分の叔母は Walther夫人で，Lembkeの生まれであり，自分の母親の姉妹である。自 分の父親もLembkeという名だと述べた。私が，「あなたは私生児だった のではありませんか」と言うと，彼女は驚愕して，「いいえ！ 私の両親 はいとこ同士でした」と答えた。父親については彼女は非常に混乱した供 述を行った。彼女はハノーバーで生まれたと主張した。いずれにせよElla が生まれた時から，すなわち17年前から，ヨークのWalther叔母さんの ところにEllaと一緒に住んでいたと述べた。

譫妄状態の時に彼女は，Ellaの他にも「Willi」についても何度も言及した。 詳しく言うと，「Willi，私のWilliは，ポツダムに住んでいるが，以前に はソルダットに住んでいた。Williはまだとっても小さい。Williはあなた たちがいなくてももっと大きくなるだろう。これは，あなたたちじゃなく て，私の問題です。Williはそのことを心配している。彼はようやく12歳 です」などと。意識がはっきりとしている時には，彼女はこのWilliにつ いてはけっして言及しなかった。彼女は譫妄状態にある時には，自分や叔 母さんを様々な名前で呼んだが，そのことについては手短に言及しただけ だった。しかし，彼女の譫妄のなかでは，固有名詞がいつも主要な役割を 果たしていた。

尋問では，精神錯乱状態の時にも，完全に意識がはっきりとしている時 と同様に，とくに3人の兄弟姉妹の名前を挙げ，姉妹の1人は結婚し，食 料品店を所有しており，兄弟の1人は重狙撃兵の騎兵曹長であり，もう1 人は教師でピンネベルグに住んでいると言った。名前は様々だったが，全

体としては話が一貫しており，かなり詳細にわたっていた。

最後に，彼女は女性看守に，一度エアフールトの叔母さんを訪問したことがあるとも語っている。その他に，最後の日に彼女は，「私は長いことベルリンに住んでいたが，そこで試験に合格した」と言ったが，これは事実の裏づけのない主張だった。

* * *

以上が私の患者の病歴からの抜粋である。これに基づき，ハンブルグのLembkeは地方医師によって帰責能力があると宣言され，有罪を宣告され，最寄りの該当検察庁に引き渡された。1889年の夏に，私は，彼女がもう一度精神状態を評価するためにシャリテーに送られたことを耳にした。そこでは，治療不能な精神病のために，ダルドルフへただちに移すよう申請され，それに基づいて，彼女は再び未決拘留された。それ以後，私は彼女については何も聞いていない。

Lの精神状態に関して，門外漢ばかりでなく専門家によって書かれた公文書の全内容をまとめようとすると，非常に興味深い比較心理学試験を行うことになるだろう。ここでは以下のことだけ強調する。彼女の犯罪歴の最初の8年間に対しては，Lが精神病だと考える者は誰もいなかった。その後，彼女は未決囚人としてではなく，偏見を持たないシャリテーの医師によって観察され，精神病と判断された。次の5年間に対しては，彼女は裁判医や精神科医のLiman，Sander，Siemerlingによって，またシャリテーの医師，ダヘールドルフ，モアビート刑務所，ヒルデスハイム精神病院，L.精神病院の医師たちによって，一致して，精神病であり公共の利益を害すると判断された。彼女の帰責能力の欠如に関しては，なんらかの大きな疑問は総じて浮かび上がらなかった。ところが，ここに転機があった。禁治産宣告の申請が区裁判所の判事によって却下され，検察庁はLを違法に監禁しているとの理由で訴訟を起こした。それ以来，1回かぎりの調査に基づいてLを精神病と宣告する専門医はいなかった。さらに試験を行わないで彼女を帰責能力有りとあえて判断する者もいなかった。ゲッティンゲンのMeyerも6週間の観察を行ったが，彼女にはたしかに帰責

III

能力があると確信を持って判断する意見は表明しなかった。ハンブルグでも同じことが繰り返された。いずれにせよ最終的には，もう一度ベルリンで，シャリテーの医師によって，彼女には帰責能力が無いという異なった所見が表明された。

この事実だけでも，この症例を興味深いものにしている。

門外漢，法律家ならびに看守，Landgensdarm などはしばしば，L は洗練された詐欺師であると同時に完全に厚顔無恥な仮病使いであると述べた。医学専門家のなかには詐病について述べる者はいなかった。唯一，ゲッティンゲンの Meyer のみが，彼の所見のなかで，けいれんの記述のところで（　）に入れて，非常にうまく，真に迫るてんかん性けいれんのふりをしていることもありうるとつけ加えている。しかし彼も，L がけいれんを詐病していたとは言っていない。私の意見では，詐病については何も記述されていない。自分が健康であることを示そうとする L の努力はまさに真実であり，彼女のけいれんと精神錯乱状態は自然であったため，この症状の真実性には疑う余地がないと思われる。せいぜい，健忘症の詐病が考えられるくらいである。しかし，L が多くの記憶について何も知らないと偽りの供述を行っているとするなら，彼女は個々の事例に関してのみそうしているのであり，全体的には彼女は健忘症とみなされたいとは考えていなかった。一方，健忘症であるとの非難も常に彼女を深く傷つけた。彼女は病的症状として健忘症のふりをしようとはしていない。もしそうしようとしたなら，その時だけ詐病であると言ってもよいと考えられるが，L に関しては，どのような関係においてもこの表現は使用することができない。

しかし，次のことはまさに事実である。L はヒステリーであり，連続的譫妄を伴うヒステリー性てんかん性けいれん患者である。さらに，彼女は長時間にわたって，頻繁に，程度の差はあるものの，精神錯乱を起こす。これはフリードリヒスベルグにおける最初の3週間の彼女の行動と，完全に一致するシャリテー，ダルドルフ，モアビート刑務所，L. の精神病院からの報告から明らかである。これについては，全専門家の意見は一致している。

ところが，以下に関しては，専門家の見解が異なっていた。ベルリンの

医師は，犯罪をおかした時の状態については総じて言及せず，Lは完全に帰責能力がないと判断した。しかし，この点について主として考慮した専門家はすべて，Lは罪をおかした時，犯罪に対して抜け目がなく熟練していたと異口同音に強調した。私が表面的な検査をした時にも，彼女の行為に同様の印象を抱いた。しかし，フリードリヒスベルグに滞在した第二期の彼女の状態は，明らかにはっきりとした中間期に相当し，そこでも犯罪をおかした。Lの計算能力だけをとりあげても，重度の健忘症と知性の欠如を確認することができた。彼女のこの健忘症と精神薄弱を，抜け目のなさだと思われるものとどのようにしてつじつまをあわせることができるだろうか？　不可思議としか言いようがない。Lにはたしかに帰責能力があると専門家に判断させ，彼女の健忘症は詐病であると考えられたが，私はそのように考えることはできなかったので，彼女の抜け目のなさと言われる点を厳密に試験することを考えた。私は慎重に，可能なかぎりの犯罪をおかした時の彼女の精神状態に関する情報を得ることができる報告を調査した。そして，犯罪的行為をおかした時のLの抜け目のなさはうわべだけのものであり，彼女が犯罪行為を行った時の行動そのものは，まさに病的であると呼ぶべきものであることが判明した。

　以下で示す，公文書の彼女の経歴のなかの最も初期の出来事も興味深い。

　1875年4月26日に彼女はノイハウスのある店を訪れ，スティーペルスの家主 Timmermann の娘であると偽り，様々な布地の見本をもらい，子供用フードを2つ選び出して盗んだ。同じ日に，彼女は別の店で，p. Timmermann の娘だと偽り，後から荷車で受け取りに来るからと言って，大量の砂糖，干しぶどう，種なしぶどう，シロップを吟味した。しかしこれは未遂に終わった。最後に，彼女は Dr. Lohmann に p. Timmermann の病気の子供を往診するようにと依頼した。医師は来たが，病気の子供などいなかった。

　ところで，4月28日に彼女は，「ハールの肉屋 Lamb のところで Wilhelnine Lampe として女中をしていた時に逮捕された。自分は Timmermann の娘であり，少し前までボイツェンブルグで働いており，現在はラウエン

III

ブルグの近くで雇われているが，将来の主人の名前も住所も言うことはできない。翌日仕事につくためにここに滞在している」と述べた。この供述に応じて監視していたところ，彼女は上述のけいれんの発作を起こした。2日目に彼女は，自分は Timmermann の娘であるというのは嘘だと白状した。公判では彼女は最初から，フードを持ち出したことを白状した。彼女は逮捕されたために，それを返すことができなかったと供述した。さらに，別の注文をしたことを白状したが，何を注文したか忘れたと述べた。医師の診療予約については彼女は否定した。買い物の時に言ったことについては（名前に関して），彼女は何も覚えていないと述べた。

ここでは次のことに注意しなければならない。彼女が子供用フードをどうしようとしたのか，たとえそれを持っておこうとしたとしても，それをたしかめることはできない。彼女が大量の砂糖，シロップなどで何を始めようとしたのか見当もつかない。彼女が医師の診療を予約した目的については，全く理解できない。そもそも，不法に財産を手に入れようとする明確で筋の通った意図はここでは見られない。ところが，これらすべての出来事から，単にLは，自分が誰か別のもの，しかも優れた誰かであると偽ろうとしていることが，唯一の，しかし特徴的なきわめて目立つ症状として明らかである。車で買い物をする家主の Timmermann の娘は，いずれにせよ女中の Lampe よりも地位が高い。彼女のすべての犯罪では，偽の人格であろうとする努力は同じ特徴を示し，顕著である。不法に財産を手に入れようとする意図は，この事件でのように常に隠蔽されているわけではないが，この意図は常に別の症状の背景に潜んでいる。

例：

Lはヘメリンゲンの Stackmann 夫人を訪れ，カッセル出身の Esslinger の妻であると偽り，ハノーバーから来たのだが，そこで豊かな財産を相続し，大金と荷物を持って来ていると述べた。Lが親類であると偽ったのか，単に親類からの挨拶を伝えるために来たと偽っただけなのかは，完全とは言いがたい公文書からは明らかではない。彼女はヘメリンゲンの St 夫人

の元に数日間滞在し，親類に会うためと称してブレーメンへ何度も散歩に出かけた。そのような訪問の時に一度，彼女はSt夫人の娘の時計の金鎖を借りた。その日の夕方，彼女は，約束どおりブレーメンでSt夫人に会い，彼女の費用もちでSt夫人を劇場に連れて行った。劇場へ向かいながら，St夫人が時計の鎖を返すように頼むと，彼女は今は返さないが，翌日，セバルズブリュッケへ行く途中に時計の鎖を渡すと約束した。彼女はその夜ブレーメンに泊まったが，St夫人は夜，ヘメリンゲンに戻った。翌日，Lは時間通りに，言った通りの列車でセバルズブリュッケに到着したが，今回も時計の鎖を返すことを拒否した。ヴェルデン行きの列車が出発しようとする時，St夫人が時計の鎖を彼女から剥ぎ取ったため，金の止め金だけがLの衣服に残った。彼女はその後ヴェルデンへと向かった。荷物はすでに手に持っていた。この止め金は訴訟の対象となった。これに対して，LはSt夫人は，銀のティースプーン，ハンカチ，婦人用シャツ，毛織物，傷もののショール，2枚の青いエプロンを贈ってくれたと述べた。

　彼女がここで行った不法な財産の横領は明らかに，洗練された窃盗ではなく，ばかげた，ぶざまな盗みである。しかしこれ以外の窃盗もほとんどの場合，非常にばかげた方法で行われている。とくに，LがStから多くの贈り物をもらったと言っているところに注目したい。しばしばStは不注意から品物を置きっぱなしにした。法律家も医師もこのような状況に注意を払わなかったが，これは注目に値することである。というのは，15例中12例ではこのような状況が記録されている。このような例のうち3例では，むしろ盗まれるのも当然だと思われた。別の例でも，確実ではないにしても，そのような状態であると考えられた。最終的に，窃盗にあった人物全員が全員，贈った品物のことを裁判所で証言するほどまじめでもないので，報告された盗品の数が実際は目立つように改ざんされたものかもしれないということを考慮しなければならない。ここでは，品物自体だけでなく，彼女が盗んだ物の種類と残しておいた物の種類も興味深く思われるので，私はこれに関するすべての供述を以下に記述する。

III

1) 盗んだ物：135マルク。男性用衣類と女性用衣類，装飾品，シガーケースひとつ，葉巻き用パイプひとつ，刺繍したズボンつりなど400マルク相当の品物；残した物：ショール，シャツ，ペチコート，ブラジャー，他人の名前を書いた名刺。2) 盗んだ物：借りた傘，32マルク入りの緑の小型財布；残した物：なし。3) 盗んだ物：有価証券と137マルクの入ったスーツケース；残した物：様々なデザインの衣類。4) 盗んだ物：？；残した物：銀のティースプーン3本，銀のテーブルスプーン1本。5) 盗んだ物：女性用衣類と装飾品，現金入り小型財布，合計60マルク相当；レインコート1着をプレゼント；残した物：靴1足，三角ショール1枚，ハンカチ1枚。6) 盗んだ物：32マルク，金のブローチ，金のイヤリング2つ；隠した物：ベッドに貯金通帳。7) 盗んだ物：衣類，12マルク入りの小型財布；残した物：なし。8) 盗んだ物：3ターレル，シャツ，ストッキング2足，ハンカチ2枚，レインコート1着；隠した物：小型なべ2個，衣類，ジャケット1着；残した物：ハンカチ2枚，ストッキング1足，空の小型財布。9) 盗んだ物：なし；銀の腕輪をプレゼント。10) 盗んだ物：借り物のショール1枚，2マルク；残した物：ショール1枚，飾りのない金の指輪1つ。11) 盗んだ物：4.5マルク，シャツ1枚，絹とウールの生地1枚ずつ，軍人の写真，借り物のショール1枚，婦人用かご；残した物：古いシャツ1枚。12) 盗んだ物：3マルク入り小型財布；残した物：緑のショール。13) 盗んだ物：60マルク，シリンダー脱進機つき時計，借り物のショール；庭に埋めた物：古い婦人用ズボン1本，古いハンカチ1枚，破れたストッキング1足，キャンパーのにおいがする小型眼鏡。14) 盗んだ物：紙に包まれた1ダースのハンカチのうち4枚；贈った物：イヤリング1組，軍人の写真，布片，買い物のために残した物：編んだかご；「しゃれた食品を購入」させた。15) 盗んだ物：新しい衣類2枚，借り物の傘1本；残した物：なし。

盗んだ品物が現金であることは少なく，ある物は自分の身体を飾るために盗んだが，ある物はLには全く価値のないものだった（たとえば葉巻き用パイプ）。このような供述だけで，Lの犯罪が慎重に考えられた，抜け目のないものではけっしてなく，ばかげた出来心による盗みであることを

知るのに十分である。自身についての偽りの人格供述は盗みのために行ったのではなく，自己目的のためだったと思われる。このことは，次に述べる例でさらに明確にすることができる。

* * *

　庭師の Mohrs は 1885 年 7 月 28 日の夜，ハンブルグで，手にスーツケースを持って馬車鉄道を待っている L と会った。彼女はボルステルの友人を訪ねるところだと言った。彼らは一緒に歩いた。ボルステルに着くと，喉が渇いていると彼女が言ったので，彼は自分の住まいで彼女にビールをご馳走した。その時彼女は，友人を訪問するには遅すぎるので，ハンブルグへ帰るつもりだと言い，受け取りに行くので翌日スーツケースをハンブルグのどこそこへもってきてくれるようにと頼んだ。すべてがそのとおりに行われた。

　1985 年 7 月 29 日，夕方頃，彼女はハンブルグの Mueller 兄弟を訪れ，Mueller 夫人のことを尋ねた。Mueller 兄弟（弟の方）の所へ案内されると，彼女は，Mueller 夫人は 60 歳だと思うと告げた。兄弟はそれは自分たちの母親の Mueller 夫人であり，すでに 8 年前に死亡したと彼女に伝えた。すると彼女は，自分は兄弟の母親の親類（従妹）であると偽り，夫人の暮らし向きが良くないような場合には自分の（Lembke）父親とともに援助するつもりであると言った。彼女は自分はハンブルグのヴィルスドルフの Bachmann 夫人だと名乗った。ヴィルスドルフではダンスホールを経営しており，そこにはハンブルグの体操選手などがよくやってくる。自分は金持ちだと述べた。彼女は 2 人の兄弟の名前も知っていた。Mueller 夫人の供述によると，Mueller 家の人々は，彼女が親類関係について正確な知識を持っていたため，彼女を完全に信頼した。別の証人の供述によると，彼女の説明はほとんど完全に正しかった。一部，最近の事については違っているところもあった。彼女はその証人の父親の姉妹の 1 人と非常によく似ており，彼女の言うことはほとんど事実と合っていた。しかし彼女は，自分が本当は証人の父親とどのような親戚関係にあるかについては，はっきりとはさせなかった。

III

　彼女は夜をMueller家で過ごした。彼女はM夫人に「あなた方のためにいろいろな衣服や男性用品，子供用品を用意しており，汽船で送るつもりです」と言った。彼女はMに，市庁舎の19号室に品物をしまってあるので，一緒に行って品物を持ってきてくれないかと頼んだ。一緒に家を出ると彼女が，先に市庁舎に行ってそこで自分を待っていてくれるようにMに頼んだのでそのとおりにすると，彼女は現われず，永久に消えてしまった。M家の居候に対しては，彼女は自分は市庁舎でお金を計算するつもりであると話し，彼から雨傘を借りてそれを持って行ってしまった。また職のないMに対しては，彼を使用人として雇うつもりであり，すぐに一緒に連れて行くつもりであると言っていた。

　さらに，彼女がM夫人に，亡くなった母親のM夫人は隅戸棚に隠し引き出しを作っていて，そこには何か特別なものや貴重品が入れられていると話したのでそこを探したが，何も見つからなかった。戸棚の中から32マルク入った緑色の小型財布が盗まれていた。

　彼女は髪を短く刈り，顔にはおしろいをつけていた。話す時には顔と目をゆがめた。

　この身上調査記載事項はほとんどの件に関して，ここで報告したものと同様に，矛盾に満ちていた。隅戸棚に関するようなばかげた報告が頻繁に見られた。次に，Lが犯罪をおかした時に頻繁にけいれんを起こしたというところがその他の件とは異なる，ひとつの例に言及したい。

　ベルリンからハンブルグに向かう旅の途中で，彼女は車室でけいれんを起こし，ナウエン駅で看護を受けた。その後，再び出発したが，同行者によるとヴィッテンベルゲからベルゲドルフに向かう間にけいれんを起こし，そこでは意識を失った。呼ばれた医師は彼女を病院に入院させようとした。ところが彼女は，旅行を続け，ハンブルグの親類の所へ行くつもりだと言った。そのため，彼女はベルグドルフの警察官に伴われて，最初はハンブルグの彼女が告げた住所へ連れて行かれたが，それが偽りの住所だったので，市庁舎へ連れて行かれた。そこで彼女は保養所へ入るように

勧められたが断わり，ベルフドルフの警官に同行してハンブルグ駅から市庁舎まで一緒に来た鉄道工夫のStenderに，希望通りアルトナのMeyerのホテルまで連れて行ってくれるように頼んだ。警官は市庁舎で2人を解放した。ホテルに到着すると，Lは再びけいれんの発作を起こした。そのため，主人はホテルへの滞在を拒否した。そこで，StenderはLを自分の住居へ連れて行き，彼女にお茶を飲ませ，そこで眠らせた。翌朝，彼女は継父宛ての電報をStenderに頼んで打ってもらい，彼の住居を11時に去ったが，その時，現金135マルクと男性用衣類，女性用衣類，装飾品，葉巻き用パイプ，刺繍したズボンつりなど約40マルク相当の品を盗んだ。彼女はショール，シャツ，ペチコート，ブラジャー，知らない人の名前と住所を書いた名刺を残した。

　さて，彼女は次のように供述した。「ナウエンでは，私はベルグドルフの執達吏Bergmannの娘であり，ベルグドルフに住んでいる育ての親を訪問するつもりである。ベルグドルフではハンブルグ，ノイエルヴァール15番地（そういう住所は存在しない）に住む親類の未亡人Holmannを訪ねるつもりである。ハンブルグではダンチッヒ出身のElise Bergmannを市庁舎に訪ねるつもりである。Stenderの住居に行ったら，彼は，私の父親でボイツェンブルグの執達吏であるBergmannに迎えに来てくれるようにという電報を打ってくれるであろう」，と。（答えが続く。「Bergmannは不在である。」）さらに，彼女はStenderに，「私は以前，ケーニッヒスベルグの伯爵の所で侍女兼話し相手として勤めていたことがあり，伯爵と一緒に多くの湯治場やエムス温泉を訪れたことがある。今は，勤めを辞め，ベルリンからナウエンまでやって来たところである。ここでは駅のレストラン経営者にショールを売った（嘘）。ベルグドルフの駅検査官は私から現金145マルクと旅客手荷物用クーポンを取り上げた（嘘）」，と言った。

　盗みを働くのために，彼女は合鍵でトランクを開け，見つけ出したナイフのように鋭い物でケースをこじ開けた。

　彼女は意識のはっきりした時だけでなく，精神錯乱状態でもほぼ同じ方法で犯罪をおかした。

III

　全く同じ症状，偽りの身上調査記述，ばかげた窃盗が，Lの施設での行動や法廷での行動でも見られた。公文書のなかでは，彼女は3つの異なる姓を名乗り，2つの名前を使い分け，初期には「Auguste」，後には「Wilhelmine」と名乗った。フリードリヒスベルグでは単に「Minna」とだけ名乗り，ほとんど姓を名乗らなかった。

　彼女が施設で行ったこれ以外の身上調査記録も興味深い。ゲッティンゲンのMeyerは，彼女が鋭い洞察力を持つ証拠として，彼女は犠牲者に単純な人物だけを選んでいることを挙げた。彼女に容易にだまされるのは単純な人物だけであり，賢い者は彼女にだまされないことは明らかである。これは十分ありうることであり，少なくともMeyerはそう考えたし，私にもそうだと思う。Lはフリードリヒスベルグの場合と同じように，ゲッティンゲンでも娘の「Ella」について同じ話を繰り返した。Meyerはこの話を作り話だと考えた。私は，最初の3週間はこの神秘的な「Ella」の存在を疑わしいとはけっして思わなかった。ところが最終的には，公文書ではそれに関する記述がないことが私の目を引いた。そこで私はそのことが書かれていないか入念に調べた。様々な裁判官がLの親類について様々な聞き取りを行っているが，「Ella」に関する報告はどこにもなかった。17年間娘と一緒に住んだと彼女が言っていたヨークでも，彼女については何も知られていなかった。Lが家主だと言った人物がそもそもLを全く知らなかった。私生児の娘，名前Auguste Berthaはルッカウで生まれ，3～4歳で死亡していた。したがって，この「Ella」は単にLの想像の産物にすぎない。彼女の兄弟姉妹に関する報告も全く同じで，その存在については何も知られていない。ここでも一連の大言壮語を見ることができる。Lの「あなたに言ったように，私はベルリンで試験に合格したんですよ。こんなふうにだまして，一体どうしようというのですか？！」という主張も特徴的である。

　Lが供述した病歴と同様にシャリテーでは，即座に別の患者に与えてしまうのだが，なにか物を手に入れることのできるすべてのチャンスをのがさず，全く目的もなく可能なかぎり手に入れたということがさらに記録さ

れている。

　Lでは詐欺ばかりでなく窃盗も病的であったが，これがけっして彼女の卓抜した抜け目のなさに基づくものではないことがこれまでに証明されたとすれば，彼女の健忘症がどの程度本物かという問題が再び浮かび上がってくる。私としては，Lのような経歴の人物が，自分の経験を明瞭に記憶しているとは考えられない。真実と嘘を区別する能力，実際のことと詐欺を区別する能力は，彼女には完全に失われていた。彼女の供述については，「私は何も知らない。はっきり言って私は何も考えていない」という言葉が，いずれにせよ，完全に実情を表わしている。彼女の嘘とその否認には，明らかに，全く目的がない。また，特徴的なのは，彼女は以前におかした犯罪を否認しただけで，逮捕される前の最近の犯罪はすべて認めたことである。たしかに，それに関する彼女の記憶は不明瞭でしかなく，想像が入り混じり，かなり迅速に薄れている。このことは，1887年4月26日から5月26日までにおかした犯罪と，トステッド近辺で逮捕される直前に行った犯罪に関する尋問に対する彼女の次の供述から，明らかである。

　5月19日に彼女はランゲンベックのHartig家にトステッドの未亡人Auguste Bergmannと称してやって来た。トステッドでは駅の近くに家を構えていると彼女は言った。彼女はさっそくノイグラーベンの親類を訪問した。この親類全員を彼女は知っていた。夫人の死を知らせなかったことを彼女は非難した。彼女の母親も旧姓をHurte（Hartigの姑の旧姓）というのだと言って，彼女は夫人の親類であると称した。後に（ノイグラーベン［？］で），死亡したHartig夫人の兄が，トステッドの親類は全員死亡したと言った。ノイグラーベンの親類のなかには彼女のような人物はいない。彼女は，家族全員のことを知っているその地域の外科医を知っており，この医師からHartig家の人たちについて聞き出したのである。彼女は，自分はいつもひとりぼっちなので，トステッド訪問の際に9歳の娘を連れて行かせてくれるよう頼んだ。子供の父親は，Lをほとんど信頼していなかったので，子供は後から行かせると約束した。しかし祖母は彼女に説き伏せられ，祖母，L，子供の3人は5月22日に一緒に駅へ向かった。途

III

　中でLは祖母に，新しい靴をはいたほうがよいと言って彼女の靴を脱がし，家の鍵をもらい，子供と一緒に引き返し，靴を取ってきた。そして3人で駅へ向かった。そこで，Lは子供といっしょに，自分たちがどこへ行くか見えないところまで祖母を送って行った。それからLは子供をノイラントのHartigの兄の所へ連れて行った。この兄に，自分はさらに旅を続けるために車を手に入れたいと思っていると話した。彼女はHartig夫人に，「子供を預けたい。一度人を訪問してから，昼食に戻り，それから鉄道でハールブルグへ行くつもりである」と述べ，Hartig家の人はすでに知っているからと名前を名乗らなかった。彼女は昼食に戻らず，姿を消してしまった。彼女はHartig家で鍵を見つけ，鍵のかかったトランクから60マルク（たぶん22日以前に）を，壁からシリンダー脱進機つき時計（おそらく靴を取りに戻った時に）を，暑すぎるからといって途中で子供からショールを，それぞれ盗んだ。また，Hartig家の中庭に彼女はいくつかの物を埋めた。

　この出来事について彼女は5月27日に，「私は今年の5月に，働いていた名前を知らない女性の家で，いくらかは忘れたがお金と時計を盗んだ。この時計は私にたった今見せられたものである」と言った。さらに，6月8日には，「Hartigという名前は覚えていない」と言い，子供からショールを取り上げたことを否定した。「盗みを働いて，ランゲンベックから去る時，雇い主の家の1人の老婦人と2人の子供と一緒だった。私たちが駅に到着した時，列車はすでに出発していた。老婦人が子供の1人を連れて行ったので，私は別の子供と一緒に駅に残った。この子供は私が叔父さんだか叔母さんだかのところへ連れて行くことになっていた。しかし私はこの子供を，私が名前を知らない堤防のそばの村の，別の叔父さんの所へ連れて行った。私たちは歩いて行った。子供からは何も盗んでいない。逆に彼女にオレンジと甘いお菓子をあげた」と述べた。7月6日には彼女はもう何も認めることができなかった。7月4日には，「私はお金と時計を盗んだ。お金はテーブルの上に置いてあった服のポケットから。どのくらいあったのか，別の物がどのくらいそこにあったか，知らない」と供述し，12

月17日には,「お金と時計を盗んだことを思い出した。娘を一緒に連れて行ったこと,娘からショールを盗んだことは,認めようとしても思い出せない」と述べた。

最後に,彼女が健忘症であることを説明するために,一般的な内容の供述をいくつか,すなわち,私のメモから,彼女の再現能力が不正確であることを示す内容を記述する。

1887年7月4日の供述:彼女は,ヨークに住んでいた時盗みを働いたことと,たいていはそこにいた後期にであるが,恥ずべき方法で生活費を稼いでいたことを認めた。そして,示された品物のなかで,ある物は盗んだものであり,ある物は自分の物であることを告白した。

彼女は一度ラッツェブルグにいたことがあり,一度スパンダウで処罰されたことがあると述べた。しかしそれがどのように,いつ起こったことかは供述しなかった。また,ラッツェブルグあるいはスパンダウの処罰が以前に起こったことかどうかについても供述しなかった。

彼女は自分がいつヨークへ移ったのか覚えていなかった。彼女は逮捕されるまでそこに住んでおり,生計を裁縫で稼ぎ,それでうまくやりくりしていたとのことであった。ヨークに住んでいた時に窃盗を働いたかどうか,彼女は覚えていなかった。窃盗を働いていたかもしれないし,働いていないかもしれない。

1887年7月6日の供述:彼女はベルリンのシャリテーの出産施設で子供を産んだ。彼女は最後に逮捕される前にそこへの入所を申しこんだ。

さらに,以前にけいれんを起こしたこと,今でもけいれんを起こすことについて,彼女は知らなかった。そのことについては逆に彼女に説明した。

1887年7月14日の供述:彼女は1879年に窃盗のかどで1年4カ月間スパンダウで刑務所に収容された。彼女はこの刑をスパンダウで受け,ルッカウでは刑に服さなかった。子供はスパンダウで産んだのではない(おそらくスパンダウ刑務所のことを指す)。彼女は1881年にはベルリンで処罰されなかった。彼女はヨークでLindemannの所に住んだ。この人物は彼

77

III

女について何も供述することができなかった。

　ここに引用した材料で十分だと思われる。もう一度ここで強調したいことは，彼女独特の再現能力と関連づけ能力の障害は，後の供述ばかりでなく各詐欺事件自体にも現われているということである。これについて，とくに Mueller と Stender の件を比較する。Ｌは自分の言ったことを数時間後にはもう覚えていないことがしばしばあった。自分がだました家族の各メンバーについて，彼女は完全に矛盾する供述を行った。彼女の嘘は，多くの場合，精神薄弱と健忘症によって説明することができる。分けることのできない３つの症状がたがいに補完しあって全体を作り上げており，そのひとつひとつについて述べることはほぼ不可能である。この３つすべての症状の存在を認めるなら，この症例に反論が出されることはない。裁判官の前で示した行動は犯罪をおかした時の行動に一致し，これはまた施設における行動に完全に一致する。

　刑事上最も重要な問題はこれで解決することができるだろう。以下に私の考察の結果をまとめる。

1. Ｌはヒステリーであり，その後に，長期の，ときには短期の朦朧状態を伴うヒステリー性てんかん性けいれん発作患者である。
2. Ｌは重度精神薄弱であり，著明な再現能力障害であるばかりでなく，嘘をつく病的傾向がある。
3. 犯行をおかした時，彼女には自分の行動が犯罪行為であることを認識するのに必要な理解力が欠けており，彼女の違法な行為は病的衝動によって惹起されたものである。

　また，刑事上は重要ではないが常に検討する価値があると思われる問題は，どの程度Ｌ自身自分が精神遅滞であることを信じているのかということと，人々の情報をどこから入手するのかということである。これについては，当然，推測することしかできない。

　私は次のように考える。ＬはＲのように読書によって記憶することをぜず，会話によって記憶した。彼女は出会ったすべての人間と，誰でもよい誰かの人格についてうわさ話をした。このようにして滔々たる大量の家族

の歴史を記憶のなかに集めた。Rが異常に生き生きとした想像力を持っていたように，自分が最終的に大部分でっち上げた物語のヒーロー，ヒロインと自分を同一視したように，Lはその歴史が彼女の頭に巣くっている家族のあれこれの叔母さんと自分を同一視した。しかし，彼女にとっては現実であるこの家族に関する報告は，物語の単純な基礎となる部分を作るだけであり，刺激された想像力がその物語を詳細に作り上げ，飾りたてるのである。ヒステリー性自慢癖のため，彼女は裕福な金持ちの叔母さんの役をとくに好んで自分に割り当てた。この叔母さんはおとぎ話のなかの善良な妖精と同じように，全く突然異郷からやって来て，家族全体に幸運をもたらすのであった。

たとえばランゲンベックへ向かう途中で，彼女は年とった外科医に出会った。彼は医師として当然ながら知っている周辺3マイルに住んでいる家族の話を微に入り細に入り語って聞かせた。彼こそLにぴったりの人物だった。彼女は彼と長々と話しこんだ。Hartig家の話はとくに彼女の関心を刺激した。彼女はその後の旅の間中，彼らのことを熟考した。とくに，亡くなったHartig夫人と，両親を失った9歳の小さな娘の話は彼女の想像のなかに生き生きと浮かび上がった。彼女は突然，かわいそうな孤児を引き取り，教育するために外国からやって来た裕福な未亡人の叔母さんの話を考えついた（たとえば「Ella」のように家事手伝いを習わせる）。ランゲンベックに到着した時には，彼女はすでに叔母さんの役に深く入りこんでいたため，叔母さんそのものとして，無造作にHartigのところに現われた。最終的に子供を背負いこむと，詐欺であるというぼんやりとした意識が浮かび上がり，彼女はできるかぎり早く子供から解放されたいと思った。たぶん彼女は，実際にも子供を叔父さんに引き取りに来てもらいたいと思ったのだろうが，古い空想が新しい空想によって排除されたために，そのことを単に忘れてしまったのであろう。いずれにせよ，彼女がその事件について尋問された後で，これは明らかにされた。今では彼女は，彼女がどのようにしてこの姪のところへやって来たのか，もはや本当に忘れてしまっている。そして，彼女自身Hartig家に滞在したことをどんなにしても説明することができなかったので，彼女は縫い子としてそこで働

III

いていたと，自然に思いついた説明を行った。すべての経験に関する記憶は総じて非常に曖昧なものにすぎなかった。そのため，1人の子供のはずが彼女の記憶では2人になっていた。したがって，彼女の頭のなかでは，子供を実際に連れていく叔父さんが，1人ではなく2人になっていた。

彼女の多くの詐欺は，同じように説明することができる。たとえば，親類であると偽っておきながら，名前を名乗らなかったことが一度ある。そして，長々と話している時に，訪ねられた側の人物が「それではあなたはきっと Anna Augustin ね！」と言ったのに対して，彼女はすぐに「まあ，あなたのおっしゃるとおりよ」と答えた。別の例では，ある家族の最年長の息子から，誰々が子供と仲がよいなどの親類関係を聞き出した。

ところで，私の推定によると，この例は，1887年4月26日から5月26日の間に起こっているに違いないので，わずか4週間の間に，L自身が多かれ少なかれその人物であると自分で信じこむほど深く，7人の異なる人物の役割を考え出し，演じることは考えられないと言う人もいるだろう。しかし，私はこのようなことはありうると思う。少なくともパラノイア[1]では，妄想はときに迅速に変化する。これに関してLの件と類似する事例を，たとえばアルト・シェルビッツで見ることができる。この例は私たちが取り組んでいる問題にとって，ことさら興味深い例である。

＊　＊　＊

患者であるハドマースレーベンの夜警 Lindenberg は当時およそ70歳で，約10年前から病気だった。彼には誰かの声が聞こえ，誰かが自分を毒殺しようとしていると信じており，自分を Bismarck，皇帝，ストールベルグ・ヴェルニゲローデの伯爵，オッシェルスレーベンの郡長だなどと考えた。若い頃には，人が，彼の名前は Lindenberg もしくは夜警だと言うことほど，彼を傷つけることはなかった。いつも彼はそれを聞くと，ひどく腹を立てた。彼は毎日ほぼ1時間ごとに別の名前を名乗ったので，人は彼を単に「おじさん」と呼ぶ以外になかった。彼は自分の周囲の人のこともすべて，違う名前で呼んだ。ここでも彼はよく呼ぶ名前を変えたが，自分の名前ほどではなかった。たとえば，彼はいつもという訳ではないが，

私のことをハドマースレーベンのBremerと呼んだ。彼は親戚関係もよく口にした。あれは夜警のHoppeの息子だ，これは母親の従姉妹と結婚したBremerの孫だというように。

　とくに，次の3点が注目に値する。
　第1点：彼が言及するすべての人物は実際に存在し，彼の古い知人仲間の誰かであった。彼はひとつの名前には常に同じ職業と同じ親戚関係を与えた。Frickeは貸馬車の御者で，Schlueterは郵便支局長，Hoffmannの1人はビール醸造所所有者であり，もう1人のHoffmannは薬屋だというように。この関係をすべて彼はけっして変えず，その意味では彼には固定された妄想体系があると言える。
　第2点：たとえ彼が周囲の人すべてを違う名前で呼んだとしとも，彼はたしかに本当の名前をはっきりと知っていた。総じて彼の知性と記憶力は比較的良好に維持されていた。彼は入院した時，各出来事を詳細に覚えていた。彼は何年も前から自分の入っていたところを離れたことはなかったが，彼は厳密に彼が以前にいたことがある部門の空間配置を記述することができた。それどころか，彼はずっと前に解雇された監視員の名前も完全に正確に覚えていた。正確にどんな人物か表現しさえすれば，どの人物のことを言っているのか，彼と完全に意志を疎通させることができた。たとえば彼に「監視員のNはどこにいますか？」と尋ねると，彼は気の毒そうに笑いながら完全に自信を持った調子で，「監視員のNだって？そんな奴はいないよ」と答えるのだった。しかし私が「あなたがいつもNと呼んでいたここで監視員をしていた人はどこにいますか？」と尋ねると，「ああ，Augustのことを言っているのだね。彼は30分前に洗濯室へ行ったよ」などと答えるのだった。したがって，彼は常にちゃんと正確に知っているのだった。彼自身は半ば意思を疎通させるために，人を正しい名前と自分がつけた名前の二重の名前で呼んだ。たとえば，彼はDoktor H. をいつも短くH. Wagnerと呼んだが，彼はDoktor H. は10人いるWagner兄弟のうちの1人だと，たいていの場合思っていた。次に私は第三の点について述べる。

III

　どの程度彼が自分や他人を彼が作り上げた人物と実際に同一視していたのか知ることは，けっしてできなかった。彼自身，ほとんど，「私の名前は……です。(heissen)」とは言わず，たいていの場合，「私は Fricke と称します (nennen)」，もしくは，「私は Hofmann であることを報告する (melden)」と言った。彼が自分のことを Fricke と「称する (nennen)」なら，彼は貸馬車の御者であり，Hofmann であると「報告する (melden)」なら Hofmann はビール醸造所の Hofmann である。一度彼は私の耳にいたずらっぽく，人なつっこそうにささやいた。「あんた！　俺たち2人とも一度，2日ほど，Hoppe って名ということにして，どんな風向きになるか見てみようぜ」，と。夕方私は彼に，「私は Hoppe って名前だよ！」と話しかけた。ところが，彼は「とんでもない！　そんなことあるもんか。あんたは夜警の息子なんかじゃないさ！」と答えた。一方，彼は再び H. Wagner について，H. Wagner という奴は Wagner という名前で1人殴り殺したので，罰を免れるために，単に H とだけ名乗って，ドクターのふりをしているだけだと言い張った。このように彼は，どうやらすべての人間は，あるときには刑罰を免れるために，ある時は薬屋であるために，ビール醸造所所有者であるためにと，いろいろな理由で偽りの名前を名乗っていると考えていた。そしてこの考えが根本では彼の幻想体系の核であった。したがって彼の例は，単純な人格混同の例ではない。ところで，彼は実際には自分を誰だと思っていたのだろうか。彼が彼自身の人格であり続けるために，彼は自分を夜警の Lindenberg だとは思っていないと私には思われる。これに関する彼の供述は一貫性がある。それでは一体，彼は実際には自分を誰だと考えていたのだろうか？　彼はたしかに1日中いろいろな名前を名乗っていた。さらに，彼は，「私は……です (sein) とか，私は……という名前です (heissen)」とは言わず，単に「私は……であることを報告します (melden)」と言うだけだった。したがって，彼は自分と自分が名乗る人物を同一視してはいなかった。しかし一方では，彼は，明らかに自分はビール醸造所所有者やそれと同様の人物であると感じてもいた。たとえ彼が，自分の言っていることが嘘であることを知っていたとしても，彼自身はその嘘をたしかに信じていた。

患者Rで推定せざるをえなかったように，私たちはここでも独特の二重意識を見ることができる。パラノイアの特徴は，ここで述べた毎日変化する半妄想（もしそう表現してよいなら）にではなく，上で詳細に述べた固定された幻想体系のなかに存在する。この半妄想に関しては，この症例はLの例と多くの類似点がある。

　したがって，私たちは妄想と嘘の二重意識を，2人のヒステリー患者だけではなくパラノイア患者のなかにも見ることができる。そして，私が強調したように，Rはたしかに多くの点でパラノイアに類似する病像を示している。私たちが見たように，同じような症状を別の病像でも見つけることができる。

注

1)　　p.79の1)　健康な人間では，他に，催眠状態と覚醒状態の時に，暗示によって同じことをやらせたり，夢で自分自身を観察させることができる。両方の場合とも，妄想の変化は言及した病的例におけるよりも非常に早い。

IV

　今までに報告した症例の病像は複雑で，私たちには興味深い症状を実際に示していたが，その他にもそれほど重要ではない，ヒステリー性の症状も見ることができる。とくに重度精神障害は総合的疾患症状を示す。次に述べる病歴は，これとは対照的に単純である。この例でも総合的精神障害はたしかに重度であるが，前述の例ほどではない。別の病的症状は完全に背景に追いやられている。しかし，ここで述べる患者の症状は非常に純粋で著明であるため，この症例を私の理論を支持する１例として示してよいと思われる。私の理論はこの症例が端緒となって導き出されたのではない。以前に述べた症例の評価に関してすでにきちんと決着がつけられたからこそ，この症例をここで観察することになったのである。

＊　＊　＊

　現在27歳のＧ.Ｎ.は，約100モルゲン（昔の単位：１モルゲンは約30アール：訳者注）の土地を所有するポンメルン地方の大地主の息子である。父方の祖父は数年の間に２回「誇大妄想」で精神病院に入院した。父親の姉妹の１人にはてんかんがある。父親の従兄弟の１人は，おそらく周期的すなわち定期的に精神状態が変化するために，何度も精神病院に入院している。Ｎは７人兄弟姉妹の長子である。末子は10歳の妹で，強度の頭痛に悩まされている。Ｎ自身はさしあたりは肉体的にも精神的にも正常に発達した。14歳の時，彼はグライフスヴァルトのギムナジウムに入学し，そこに住む叔父の家に下宿した。1884年秋に彼は高校卒業試験に合格し，最初の２学期間そこで神学を勉強した。

　彼は全体的に正常な能力を示したが，数学だけは苦手だった。彼はグライフスヴァルドに住んでいた少年の時，早い時期に，叔父から一度20マルクを盗んだ。しかし，犯人として見つかる前にそのお金を返した。当時

IV

すでに学校で，また後には大学でも，彼は過度に多くのお金を本と装飾品に費やした。その他には，盗みや無駄遣いすることもなく，嘘をついたり想像を話すこともなかった。

1885年冬に，彼はチューリッヒで，次にライプチヒで，最初のうちは神学を勉強したが，次第に哲学へと関心が移っていった。後に彼の勉強は次第次第に多岐にわたるようになり，政治学と社会問題に多くの時間をさき，政治集会に精力的に参加するようになった。彼は文芸記事「神学的世界観」を書き，その前年にはフリードリッヒ皇帝に関する小冊子を出版した。これは彼の熱狂性を明白に示しており，ところどころに鋭い洞察力が見られたが，むやみに細かいところも認められた。故郷で彼は何度も説教をし，盛大な喝采を受けた。故郷では，彼は将来たいへん有望であると考えられた。

Nは酒に溺れることも，性病にかかることもなく，1885年冬にはチューリッヒでまだ謙虚にふるまっていた。しかし，1887年春に彼を訪問した知人は，彼の本質が顕著に変化したと感じた。彼はエレガントな服装をし，尊大な態度をとり，哲学博士を名乗ろうとし，あたかも児戯に類するようなことを行った。その年の夏には，彼はそこに住む友人に比較的低額のお金を貸してくれるように頼んだが，拒絶された。これに関する手紙では，顕著な気分の変化が見てとれる。最初の手紙では，彼は，「完全に意気消沈させる対人関係の圧力の下で，筆舌に尽くしがたい，ほとんど耐えることのできない感情の揺れ動き，これは父親との軋轢をもたらし，それは類のない驚愕であり，終末の始まりであるが，それが私の気持ちを言いようのないものにする。この不気味な身の毛もよだつような苦境に陥っている今，私の庇護者であるあなた，助けてください」などと書いた。彼はこの手紙に対して拒絶の返事を受け取ると，第二の手紙では，友人を嘲笑して，「非難をいい加減に撤回してはどうか。私の経済状態に関して，完全にゆがんだイメージを描き出そうとも，好きにしたらよい。言っておくが，後に，私は少なくとも150,000マルクの財産を自由に使えるようになるのだ。そのお金は今は当然，私の父が一時的に持っている。また，私は身分の高いポンメルンの土地貴族の生まれであり，私の父は地方の有力な金持ちの大

地主であり，最高の土地の所有者であり，州議会のメンバーであり，全教会総会のメンバーである云々。……こういうことなので，当然，私は父に相談する。……私は，友人Lが一時的な窮境から私を助けてくれることを願っている」などと。この友人は財産と人間関係に関する彼の言葉が完全に嘘であることを少しも知らなかっが，当時，Nとの文通を中止した。

　この文通の少し前に，Nはライプチヒである娘と婚約した。この娘は将来ささやかな財産を受け取ることになっていた。当時彼は，両親に対しては，婚約者には「十分な財産」があると手紙を書き，婚約者とその家族に対しては彼自身金持ちであると手紙を書いた。時が経つうちに，両方の家族の財産に関する話は，次第に大げさになってきた。彼は婚約者にいろいろな物をプレゼントしたが，なかでも城のような建物の写真をプレゼントし，これは両親の家であると言った。その建物の内部の様子を詳しく描いてみせ，両親を訪問した時に彼女が滞在する部屋はここだなどと示して見せた。

　試験合格が婚約公表の条件だったので，彼はある日，自分は哲学博士の資格を取ったと公言した。また，次々に，2つの神学試験にも合格したと述べた。最後に彼は，「ギーセンで大学教授の資格を得たので，1891年の夏にはそこで講義を開始する。また，プロイセンの文部省に職を得た。その職では初年度は 2,400 マルク，2 年目は 3,000 マルクの収入がある。そうすると，ギーセンに住み，毎月，学問的な仕事だけすればよい」と話した。彼は両親に，婚約者は持参金として 33,000 マルク相当のギーセンの邸宅をもらい，その他年に 4,000 マルクの利子を受け取ると書き送った。

　このような話はすべて嘘だった。実際には彼は，学部には提出していない博士号請求論文を自費でライプチヒで印刷しただけであった。彼は，ベルリンで出版業者にそれを 1,200 マルクで売ったと主張した。さらに，彼はギーセンで屋敷を賃借りし，ライプチヒでは豪勢な暮らしをした。私はそれを実際に目にしたのであるが，彼に送られた請求書と営業用手紙の山は強烈な印象を与えた。そこには最初に泊まったライプチヒのホテルの高額の請求書，運送会社の請求書，たばこ業者に対する 200 マルクの手形，ギーセンの Dr. N の屋敷の壁紙張り替えに対する約 1,000 マルクの見積書

IV

があった．さらに，彼は自分の財産からどのように支払うかということについて，ギーセンやベルリンの何人かの銀行家と連絡をとった．ある銀行家は，銀行からお金を借りるか，公債の利札を譲渡するよう忠告した．いずれにしても，この銀行家は全面的に彼を支援するつもりであり，「絶対的な秘密厳守」を誓った．彼は 55,000 マルクで生命保険に加入しようとした，等々．

このような生活を送るための現金を，Nは親類と銀行から借りた．Nの家族と婚約者の家族は，もう一方の家族の債務支払い能力を信じて，かき集められるだけのお金をすべてNに渡した．故郷の知人はすべて，他の人から事情を知らされることもなく，絶対的な秘密厳守を固く約束して，Nの輝かしいキャリアをあてにしてお金を貸した．Nがこのようにしておかした罪は，当然ながら相当なものであった．

両方の親は，Nがお互いが会う機会をことごとくひそかに妨害したために，欺かれ続けた．彼は，彼らを会わせないようにするために，ときには婚約者を病気にしたり，ときには父親，母親，姑が病気だと偽った．また，たとえば，妹あるいは母親からの手紙を偽造して，婚約者に見せた．彼は，筆跡を巧みにまねて，きわめて器用に手紙を書いた．このようにして彼は，イエーナで父親が病気になったことにして，そこから妹が1890年4月2日付けの手紙を書いたように見せかけた．「愛するお兄さま！　お父様はまだ本当ではなく，時たま激しい痛みはありますが，昨日は12時から5時までベッドを離れることができました．今では随分よくおなりになりました．ベッドを離れ運動できるようになるまでにまだ数日かかるようでしたら，私たちは直接ライプチヒに向かいます．そうすれば，お父様の別の病気も本当に直ってしまうでしょう．お兄様の愛する婚約者の方に，結婚式の前にやらなくてはならないたくさんの手仕事がまだあるようでしたら，Claraと Mieze と私に少しお手伝いさせて下さい．たしかにとても嫌な仕事ですが，私たちの所にいらっしゃれば，早く終わらせることができます．Pとお兄様に心からのあいさつをお伝えします．あなたの小さな妹，Ernestin より」

同じような方法で，彼は一度ポメルンからライプチヒに向かってドレス

デン（！）を旅行している父親が病気であることにした。このぺてんは婚約者の親戚によって露見し，それについて彼に釈明を求めた。そこで彼は，父親は婚約に反対しており，婚約者への愛情から，彼女に何も知らせないようにするため，話をごまかしたのだと言った。人は彼の言うことを信じ，退散したのだった！

この他のことには，誰も疑いを抱かず，結婚式は両方の家族全員の出席の下で，ライプチヒの最高級ホテルのひとつで，1890年9月17日に派手に行われた。Nは最後に姑からお金を借り，新婚旅行に出かけた。その後，またもや借金が返済されなかったので，姑は父親に手紙を書いた。それによってぺてんが白日の元にさらされた。若いカップルは電報で新婚旅行から呼び戻され，破局が訪れた。Nはあっさりと欺瞞を認め，後悔していることを示し，更生することを固く誓った。妻は彼を許し，彼が試験に合格し，職につけばすぐに，再び彼の元に戻ることを約束した。そこでNは神学の勉強を再開するためにチューリッヒへと向かった。

しかし次第に，彼の帰責能力に対する疑いが親類の間に浮かび上がってきた。ライプチヒの検察庁は情報の収集を開始し，Nは1890年10月29日に精神状態観察のためにブルグヘルツリに送られ，そこから11月12日に故郷の施設に移された。

第三者の口頭と文書による報告に基づく供述に対して，その施設で行われた患者自身による以下の供述を補う必要があった。

供　述：彼は15歳の時からマスターベーションを何度も行い，19歳から25歳までは頻繁に1日に2～3回，夜以外にも行ったが，その後はそれほど頻繁には行わなかった。彼は売春婦の所へ行くことはほとんどなく，全部で2～3回だった。1886年から1888年にかけて，胃と腸をひどく病んだ。さらに，ごく最近まで様々な神経性愁訴に悩まされた。刺すようなちくちくする感覚を後頭部で感じたり，頭円蓋が揺れるような感覚，あるいはあたかも頭のなかで何かばらばらになっているような感覚と，絶えずあちこち何かが動いているような感覚を感じたり，背中や首が冷たくなっ

89

IV

たりした。何度も神経性疱疹が胸にできた。長年,あまりよく眠れず,時々全く眠れない夜もあった。最終的に,「ごく最近まで,上機嫌と憂うつな気分が交互に現われ,不安定な状態である。ときには何日も朗らかな気分が続くが,再び気分が落ち込み,ときには1日でその気分が入れ替わる。これは全く自然にそうなるのであって,何がその誘因なのかわからない」と彼は述べた。神経過敏なために,人とのつきあいに対して感受性が強く,しばしば理由もなく侮辱されたような気持ちになった,等々。

　Nは中背の,かなり恰幅のよい,栄養状態のよい容姿をしていた。ただ,顔色はいくぶんか血の気がなく青白かった。額はかなり高く反っていた。顔の印象は,ここに滞在している間に次第に疲労が感じられなくなり,弱々しい感じがなくなってきた。肉体的な異常は認められなかった。ここの施設でも,Nは眠れないと訴え,時々頭痛を訴えた。

　彼の情緒状態に関して言えば,たしかに一見妥当であるように思われた。すなわち,彼は完全に自暴自棄になっており後悔に打ちひしがれているように見えた。とくに,彼がそこから妻に宛てて出した手紙からそのように結論することができた。例として,Nが施設に収容される前に妻宛てに書いたが送られなかった手紙のいくつかを引用する。

　「私のいつまでも忠実で誠実な妻よ！　魂の奥底からあなたに拠り所を求めようとすると,私は,筆舌に尽くしがたいひどい不安のなかへ,私の行ったすべての欺瞞と偽りのために一刻の安らぎも得られない無限に続く生活のなかへ,恐ろしい孤独のなかへ,追いやられてしまうのです。私は神の言葉と親しむことによって,汚れのない純粋な真実への道を辿ることができるようにと,今また神学に取り組んでいます。ああ,汚れない愛しい人よ,私を見捨てないでください。私はあなたに罪をおかしました。重く途方もない罪を。真剣に贖罪し,悔悟の気持ちを示したいのです。いとしい人よ,再び私が尊敬を勝ち得ることができ,善良な生活を送れるようになったとしたら,私は誰にそのお礼をすればよいのでしょうか……これからあなたが私に喜びを感じてくれるとしたら,私から遠く離れていて

はその喜びを感じることはできません。そうではなく，あなたと向かい合って日々の闘いと努力を続けることによってのみ，私は別の人間に生まれ変わったことを証明することができるのです‥‥‥というのは，あなたがいつでも，たとえ私が善良になり神の慈悲によって尊敬されるようになったとしても，私を見放すことを神が望まないなどとはけっして考えられないのです。これまでの人生で最も困難で最もぞっとするような時に，あなたは，私が再び尊敬されるようになり職につくことができれば，再びあなたのもとへ戻ってもよいと約束してくれました。‥‥‥あなた無しでは不安と苦痛に苛まれ，病んで見捨てられた不運な魂となる私は，あなたに嘆願します」等々。

　この手紙からは，いたるところで妻に対するひたむきな愛情が露骨に表わされている。しかし，これに関連して，私には次の出来事が興味深く思われる。ある日彼は，勉強しようとしていたヘブライ語の文法の側の小さな白い点々が，妻の名前をなぐり書きしているかのように見えることに気づいた。「Else，Else，Else，Elselein，Else‥」というように。彼が退院する直前に一度，妻のことをいつも考えているのかどうか尋ねたところ，彼は「もちろん！　時々」と答えた。しかし，後になるとそれほど考えてはいないようであった。おそらく彼が勉強に身を入れたからであろう。
　その後，妻に対する思慕と愛情が，感情豊かに表現したいと思うほど強くなると，Nは妻が再び自分に慈悲を与えてくれるだろうかということだけを案じた。この強く熱望する幸運を手に入れることができるだろうかという不安，一瞬にしてそれが失われてしまったという苦悩を，引用した手紙に書かれていたように，彼はしばしば抱いた。しかし，手紙ではほのめかされていたにはいたが，悔恨や罪の意識は根本においてはあまり認められなかった。Nは施設に入っている間中ずっと，若干意気消沈しているように見えたが，本当は全く無関心だった。気分が明るい時には，生き生きとして快活だったが，ここでは常に無関心な様子だった。一度彼は自分から「私がどんなに重苦しい気分であるのか，言い表わすことはできない」と言ったことがある。「勉強をすることなどけっしてできない。どんなに

IV

努力しても，一日中何を考えていたか言うことなどけっしてできない」と，しばしば彼は強調した。

　彼はここにいる間，かなり無気力な状態であるように見えた。しかし話し合いの時には，それほど活気がないにしても多弁で，そういう場合には率直で明晰だった。彼自身，すでに長い間患っていた健忘症について，ときおり嘆いたが，とくにそのことについて強調するわけではなかった。何か質問すると，長く考えることなく，前あった出来事の日付や，ライプチヒの出来事，そこで勉強した学部についてばかりでなく，私が素人判断で評価するかぎりでは，専門的な質問に対しても冷静に正確に情報を伝えた。

　彼はある時私の質問に対して，ここではいずれにしても完全に真実を述べるよう努力していると答えた。しかし，多くの事柄について思い違いをしていないかどうかについては，彼にはわからなかった。ある時彼は，私に嘘を言ったことを思い出した。それはどうでもよいようなことであったが，彼はそのことを報告しようとした。ところが，再び彼は自分が非常に忘れっぽいということを忘れてしまった。このような供述は，全調査のなかで彼の態度から私が得た印象と完全に一致していた。詐欺を行っている時の自分の意識状態について話す時，彼はふさわしい表現をしばしば探し，最終的に選んだ言葉で常に満足することはなかった。あれやこれやのことをなぜしたのかという私の質問に彼はしばしば答えた。「そのことですよ！　私には言うことができないのです。私自身もなぜこのようなことをしたのかわからないのです」と。彼のすべての行動は，彼自身にも何かわけのわからないものであるように思われた。しかし次第に彼が，そのわけのわからないことを明らかにしようと頭を悩ませることがなくなってきたように思われた。ここで私は彼が，心に思い浮かんだことをそのまますぐに率直に明確に述べることだけを心がけているような印象を受けた。ここで私が患者を誘導してなんらかの特徴的な表現を引き出したりしないように慎重に注意を払ったということを，きっぱりと言っておく。患者が述べたことはすべて，完全に自発的なものである。

　さて以上彼の供述の価値について説明したが，次に，私の希望に応えてN自身が第2日目に書いた経歴を抜粋して示す。ついでに注意しておくと，

この報告はかなり整理されていない状態で書かれたものである。ここで報告した文章の間には，脈絡のない別のことがらが多数含まれている。

「……1885年から88年まで，私は継続的に，つらいながらも大いなる喜びをもって勉強した。それ以後はあまり規則的に熱心に一般問題に取り組むことはなかったが，とくに政治には力を入れ，自由主義（自由思想）について大いに書いたり読んだりした。」「私は自分の能力をたいへん自慢に思っており，きわめて自分を高く評価していた。1887年1月に私は婚約した。……婚約者と彼女の母親に私は，自尊心が強いあまり，実際にはそうではないのに，金持ちだと自己紹介した。私は実際に自分が金持ちのような気がして，あてもないのに，その考えに正真正銘のめりこんでしまった。自分が金持ちだという考えは，心地よい道楽のようなものだった。故郷では，私の両親の故郷では，私は金持ちだという意識があり，私の婚約者も裕福であると説明した。それも次第次第により大げさに金持ちであると偽るようになった。私はこのような状況のなかでも幸運だった。1889年2月に婚約を公表した。結婚の条件は博士号修得試験合格だった。私はそのために一生懸命勉強し，哲学と文学の広範囲な知識を得たが，論文のテーマをきちんと決めることができず，論文を完成させることができなかった。しかしある日私は博士号修得試験に合格したと発表した。……私は自分が利口で知的であると思っていたので，十分に合格するという意識を実際に持っていた。前々から私が神学を勉強することを喜んでいた両親に，神学の試験の話をして，その試験に合格したと言った。私は，自分が合格したふりをしているのではなく，自分のイマジネーションによって本当に合格したと思ったので，自分の成績に非常に満足感を感じていた」……神経性愁訴と気分の変化に関する描写が続く……「それにもかかわらず，私は気分が明るい日には高揚し，自分が並はずれて重要な価値のある人間だと感じた。どっぷりと想像にふけり，熱烈に愛する妻との幸せな結婚生活を美しく心のなかに描き出し，さしあたりは借りているがその後売買契約によって4月1日には自分のものになるギーセンの邸宅の所有者であると空想した。私はこの考えにたいへん満足し，私の善良なる妻が

IV

満足してくれるだろうと心からうれしく思った。さらに私は自分がギーセンの大学講師であるように感じて，この理想的な生活をうれしく思い，妻が気に入るようなできるだけ美しい多くの物を購入した。ふくれあがった想像のなかで，私は常にどんどん先へ進み，自分は完全に際立った才能の持ち主だと考えた。そして，自分はたいへん金持ちだと感じて銀行家と取り引きし，投資に関する情報を入手したりした。私は今は金持ちではないが，私のものになる予定の大金が支払われて短い期間ではあるが，大金持ちになるに違いないことは，くつがえすことのできない確実なことだった。……このような皮相な方法で，私は次第にぬきんでた裕福な人間になっていき，やがて文部省の会議員であると考えるようになった。1人の時に，私はこの立場をありありと思い浮かべ，しばしばそれに対する喜びを高らかに口にした。夜には，そのようなことに関する夢をたくさん見て，ある時は高位高官に取り巻かれ，フリードリッヒ皇帝にぴったり寄り添って座り，別の時にはウィルヘルムⅡ世とビスマルク侯の間で食事をした。このような類の数え切れない夢を見た。」……姑は父親に手紙を書いた。……「そして，財産や試験に関して述べた事は嘘だということがわかってしまった。私の考え方や生活の矛盾は，私が（本当に）罪の意識を持つほど，はっきりしたものではなかった。そのため，ぞっとするほど悲惨で名状しがたい不運に見舞われることになり，妻やすべての者のもとを去らなければならなくなったのだろうと思う。ふくれあがった想像のなかで，私は建築家に邸宅の設計図を作らせた。ベルリンからは邸宅の図を載せた本が送られてきた。私はギーセンの邸宅を後に購入するつもりであった。また，この邸宅の代わりに私の理想に基づいて新しい邸宅を建てるつもりだった。……同様に，私は多くの罪をおかした。しかし，巨額の財産を支払ってもらったら，すべて容易に返済することができただろう。……私は今スイスへ向かうところであり，そこで全く別の人間関係のなかで生活することを考えており，神学の試験に合格するつもりである。」

彼の言葉のなかでは，以下が非常に特徴的であった。すなわち，「くつがえすことのできない確実なことであった」というところからわかるよう

に，彼は将来莫大な財産を持つことになると考えており，それを同じように何度も口にしていることである。彼が現在あるいは過去の出来事だと言っているすべての出来事について，彼は全く漠然とした表現を使用している。「私はそのように思う……，私は……ではないかと思うのだが……，私は……と想像した」というように。妻に宛てた手紙では否定しなかったのに，その時とは反対に，彼は嘘をついたことを否定した。彼との最初の話し合いの時にすぐに，彼の単刀直入な告白について私は，どうしてこのような嘘を言うようになったのか尋ねた。それに答えて彼は，「私には喜びでした……いえ，喜びであったと言うことはできません……喜びであったら，私は受け入れました……その時は何か悪いことをするつもりはなかったのです」と言った。同じ話し合いのなかで，私は彼に神学の試験をまだ受けるつもりかと尋ねた。それに対して彼は，修士号を取るつもりであると答えたが，そのまま自然に「まるでもう修士号をとったかのような気がする」と続けて言った。私が，「そうですか？ けっしてそうではないことを知っていたのではないのですか？」と尋ねると，「その通りです！ そうではないことをたしかに知っていたのですが，そんな気がしたのです。私はそもそも誇大妄想なので，大いにそんな気がしたのです。時々気持ちが落ちこんで，なぜなのか言うことができなくなります」……そのまま続けて言った。「けっして後悔の念を感じないからではありません」。別の時に私は，どのようにしてそんな大金を手に入れたのか，すべて誰から手に入れたのかと尋ね，さらに「でも知っているでしょう。あなたにはお金がないことを」と言うと，「たしかに一方ではお金を持っていないことを十分に承知しているのですが，もう一方ではやっぱり知らなかったのです！」と答えたのだった。

　すでに何度も私は，Ｎはけっして後悔の念を感じたり，罪の意識を抱いたりしないと強調した。これに関連して，彼が実際にこの詐欺のプロセスをどのようにイメージしていたのかという問題が浮かび上がってくる。そこで私は一度，「どうしてすべてがそのような結果になったのかよく考えたかことがありますか」と尋ねた。それに対して彼は，きっぱりと「いいえ」と答えた。「自分自身にとっても不可解なことなので,事件の結末をけっ

IV

して考えたりしなかった。」1887年春にスイスへの旅行中，また婚約直後でもあったが，自分は金持ちではないことなどを婚約者に告げることを考えた。彼自身なぜかははっきりとわからないながら，当時，彼はこの計画を実行に移さなかった。その後はこのような考えはけっして浮かび上がってこなかった。別の時に彼は，家族が長く一緒にいると事態が明るみに出るのではないかということは，十分に考えたことを告げた。……「しかし結婚式の時，あなたはそのようなことになると恐れなかったのですか？」……「いいえ！ そんなことは全く考えませんでした。」

　これに対し，おそらく事態が露見するのを恐れてNが慎重に数々の嘘の手紙を書いたのは矛盾だと思うだろう。しかし，これに関する彼の供述から，一体何が彼にこの嘘の手紙を書かなくてはならない気にさせたのか，その時どのように自分自身錯覚を抱いたのか，明らかにすることができる。彼はあっさりと嘘の手紙を書いた事実を認めた。「発覚しないようにそのような手紙を書いたのですか」という私の問いに，「はい。たしかにそう思ったのでそのような手紙を書きました。100通以上も書かなくてはなりませんでした」と簡単に答えた。別の話し合いでは，彼は特別な目的と嘘を結びつけることもあったが，全く結びつけないこともあった。彼の場合，事実を歪曲しようとする内心の衝動はほとんどの場合全く突然生じるものであり，たとえば散歩に出かけるなどの，何かに媒介されて生じるものではなかった。このように，彼は妹の手紙を書くことを企て，何通か書き上げ，何通かは放棄し，何通も書き加え，ときには彼の頭にどのようにして浮かんできたのか彼自身もわからないどうでもよい話をでっち上げた。このような点から見ると，彼がグライフスヴァルドからライプチヒへ旅行中の父親をドレスデンで病気にしたことは，非常に特徴的なことである。私はそのことについて彼に注意を促した。「そうです。父がブレスラウ，ドレスデン，ライプチヒの周遊旅行に出かけていると考えたのです。」私が「ドレスデンはグライスヴァルドからライプチヒに向かう途中にはありませんよ」と言うと，彼はお人よしそうに笑って，「でも父がドレスデンで病気になっていると思ったのです」と答えた。ここから，彼の欺瞞の自由奔放なイメージがどんなに直接的であり，実際の目的がどんなに後ろに追いや

られているか，明らかである。

これについてさらに続ける。一度彼は私に，婚約者に対してついた自分の資産状態に関する嘘が次第次第に大きくなったのだと語り，さらに続けて，「私にはいつもあれこれと説明をしたり尾ひれをつけたり，全くふさわしくない話をする傾向があった」と言いながら，人がよさそうに笑った。「それではあなたの人格には全く関連がない話なのですか？」と尋ねると，「たしかになんらかの関係はありますが，ほんのどうでもよいような関係でしかありません」と答えた。

最後に，彼が書いた経歴の表現と対をなすものとして，妻へ宛てた手紙のなかでは，「私の考え方と私の生活の矛盾」と書かれており，Ｎは妻を常に愛し，常に暖かな気持ちを抱いていることを強調し，「それに対する神の慈悲によって愛情と真実が純粋にひとつになって現われる……」と続けた。この2つの表現は内部分裂，すなわち彼の意識の独特の二重性を的確に示している。

＊　＊　＊

この症例に解説は必要だろうか？　根本的な症状については，ほとんど必要ない。私が以前の症例で行った心理学的プロセスの説明は，ここでは患者自身が行った。せいぜい，この説明自体が意識的ではない欺瞞に基づくものではないかという問題があるだけである。Ｎには嘘をつく強い性癖があるため，このように考えるのも当然であろう。しかし，私はこの質問にはノーと答えたい。検察庁が調査を行い，事件すべてが彼の評判を落とすものであることを知っていたので，Ｎが精神病を装い，とくに妄想に陥っていたと信じさせようとしているのではないかということはもちろん疑われる。しかし彼はそんなにも細心の注意を払って，たしかに自分の嘘を自覚していると強調することはなかった。彼は，「一方では私はそれを知っていたが，もう一方では知らなかった」と言った。このことにより，私は，真実を言おうと，また完全に信頼しなければならないと多大な努力を常に払っている，という彼の供述を信じる。

Ｎ自身がその可能性を認めたのであるが，彼が自分の状況に関してここ

IV

で発表した説明が間違っていないかどうかは別の問題である。しかし私はこの問題にも根本的にはノーと答えなければならないと信じている。というのは，心理学的プロセスに対する彼の説明は，私が見るかぎり，唯一の考えられる説明であるからである。この症例では，再現能力は今まで述べてきた症例とは反対にむしろ注目すべきほど良好に保たれており，彼独自の比較的明晰な分別はまさに驚くほどであった。ここで証明したNの過去4年間の判断力でもって，自分自身の行動をより痛烈に批判すべきであったのにしなかったことを，不思議に思う人もいるかもしれない。

それでも，私は彼の供述は正しいと思う。というのは，彼の行動様式に関する客観的な報告から，万一の発覚に対する配慮を全くしていないことがすでに明らかになっているからである。したがって，彼の詐欺は，遅かれ早かれ白日の下にさらされたに違いない。Nが自分の立場を明確に意識していたのなら，破滅に向かって不注意に突き進んでいったりはしなかっただろう。比較的判断力が良好なのにもかかわらず，彼が自分の立場に対して明確な判断を下すことができないことは，彼の自己暗示能力があまりにも強いことから明らかである。彼がその役割を，幸運にも演じることに成功したことは，一方では不幸な偶然のなせるわざであった。ほとんどの場合，N自身が錯覚を抱き，そのために無意識に自分の周囲を欺いたに違いなく，けっして抜け目なく先を読んだからではない。

欺瞞に対するNの衝動がどんなに強くどんなに直接的であるか，また彼の想像がイマジネーションのなかでどんなに生き生きと輝かしい色で描かれているのか，それについてはすでに何度も示してきた。Nは全く無意識に人を欺き，筆跡を巧みにまねたが，私はこのプロセスは催眠術実験のプロセスと類似すると思う。催眠術実験で，たとえば覚醒した娘に，あなたは8歳の生徒であり，まさに子供の筆跡で自分の名前を書くように暗示をかけることができる。Nは手紙を書いた時，すなわち偽造した時，自分の生き生きとした想像のなかで自分を自分の妹とほぼ同一視していたのである。同様のことは，健康な人を対象とした催眠術実験でも見ることができる。ある知人が私に報告したのであるが，友人の手紙に返事を出す時，その友人のことを深く考えていると，その友人の筆跡の少なくともいくつか

の文字に自分の文字が無意識に似てくることがよくあるとのことだった。
　この脳の活動はたがいに分けて考えるべきであり，一般的にはNにおいては理性と想像，あるいは自己暗示能力がたがいに正しい関係にないと言うことができる。どんな人間も若干は自己暗示にかかり，それによって思い違いをすることは非常に多くある。しかし多くの場合，理性の批判によってこの思い違いは訂正される。理性が大きければ大きいほど，思い違いは少ないが，一方では自己暗示能力が強ければ強いほど，思い違いは大きい。Nでは理性の活動はそれほど著しくは弱まってはおらず，精神遅滞ではないが自己暗示能力が異常に強い。また，脳の平衡がうまく保たれていない。
　それでは全病像をどのように表わせばよいだろうか？　ヒステリーの概念をかぎりなく拡大するなら，頭痛と異常感覚ばかりでなく，嘘をつくという既知のヒステリー患者の性癖に基づいて，この症例もヒステリーであると言うことができる。それでは，一体どんな病像なら最終的にヒステリーのなかに包含することができないというのだろうか？
　私たちはこのような症例を「背徳狂」と呼ぶかもしれない。ある人間が婚約者や妻を，Nが行ったように臆面もなくだませば，その人間は明らかに道徳的欠陥者である。上で私は，Nの妻に対する愛情はそう見えるほどはけっして深くないことも示した。この意味では完全な倫理感覚の欠如と言うことができる。しかし，Nの例がそのようなものであるとけっして過大評価してはならない。手紙のなかに示された燃えるような愛情表現は見せかけだけによるのではけっしてなく，大部分彼の自己暗示によるものであった。手紙を書いている間，彼は実際にそのような感情を抱いていたのである。彼がさらに悔悟の念を感じないとすれば，それはある点まではその通りである。ほとんどの場合，彼には実際に自分が嘘をついたという意識が全くない。であるとするなら，いったいどうやって悔悟の念を抱くことができようか？　したがって，この症例は背徳狂のひとつのタイプではないと言える。
　強い遺伝的負荷と早い時期からの盗みと浪費の性癖，およびさらに甚だしい長年のマスターベーションを考慮すると，この症例は体質性精神病と呼ぶことができる。ヒステリー，背徳狂，体質性精神病，精神病質，これ

IV

らはすべて，最終的にはたがいに関連性がある。

　しかし病名が重要なわけではない。ここでは，完全に根元的な慢性の疾患であるのか，あるいはより亜急性の疾患であるのかという問題のほうが重要であろう。いずれにせよ，まずは前者であろう。たしかに 1887 年には急性増悪はあまり認められなかった。さらに，空想に耽ってしまう時期がときおりあったという患者自身の供述が重要である。ここブルグヘルツリでは患者の分別は比較的しっかりしていたが，それは一時的寛解だと説明することができるだろう。私はこれについては断定したくない。また，患者の予後も不確かだと思う。期間の長い短いの差はあっても，とりあえずは症状は改善するであろう。退院時，彼によくなりますようにと言い，嘘をつかないよう注意すると，真面目に「もちろんです！　私はそうしたいと願っています。少なくとも私は今確固とした意図を持っています」と答えたが，自分自身をあまり信頼していないように思われた。いずれにせよ遅かれ早かれ再発するであろう。私には，Ｎの症状はすぐに悪化するのではないかと思われた。最後の 4 年間の若干の進行と，当施設における独特の無感覚ななげやりな態度は，この推定を後押しするものである。

　いずれにせよ本症例は，彼の，幻想と嘘からなる独特の二重意識を徹底的に示している。

　ある同学者が私に，彼の知人が扱ったひとつの症例を簡単に語ってくれた。この話の主役は当時ヒルドブルグハウゼンの精神病院に専門家の評価を受けるためにやってきたのであるが，そこで私は彼の病歴を見ることができたのだった。残念ながら私はこの患者の病歴のなかにとくに興味深いと思う問題はそれほど見つけられなかった。しかし，純粋に表面的な事実構成は，私がここで報告した症例に滑稽なほど類似していた。私は次のような理由から，この例について次章で言及する。すなわち，問題の詐欺師の兄は罪を科せられることもなく，国家試験合格後に開業医として開業し，裁判所でいつどこで博士号請求論文を書いたか詳細に報告したが，証明書すらまだ受け取っていないのだった。彼の供述は完全に嘘だった。したがって，偽医者は彼のペテン師の弟の小さなコピーであり，2 人とも「異常な」詐欺師から健常人への，ゆっくりとした巧みな移行を的確に示す例である。

V

　プロテスタントのA.v. Sは1861年にシュレージェンのH城で生まれた。彼の父親の姉妹の1人は精神遅滞だった。それ以外には精神病質性遺伝的負荷は認められなかった。Sは肉体的には正常に発育したが，すでに小さな子供の時から人を寄せつけず，反抗的で，嘘をつき，狡猾で，言い逃れが非常に巧みだった。何か過ちをおかすと，薄目を開け，いつも遊び友達と仲良くすることがなく，とくに自分の言いなりになる子供を選んで遊んだ。こういう子たちに対しては気前がよく，喜んで自分のおもちゃを与えた。すでに年若い頃から外見を飾りたて，体裁を気にした。

　学校時代の最初の6年間は，彼は自分の成績に満足していた。ただ，数に対する能力は低く，たとえば非常に遅い時期になってようやく時計の読み方を覚えた。後に，彼には兄と一緒に有能な家庭教師がついた。ここでも彼は授業で叱責されるような特別なきっかけはなかった。しかし，感じのよい兄のほうが誉められると，がまんができなかった。

　それ以外には多くの点で彼は正常だった。しかし，彼の年齢の子供たちが遊びに感じるような喜びを，彼が感じないことに人は気づいた。彼はむしろカトリック教会の表章，きらびやかな長い裾のついた婦人服等を着た女王に関心と喜びを示した。また，彼は当時，すなわち12歳にしてすでに盗みを始めていた。指輪や腕輪，その他の装飾品を盗み，その輝きを喜び，半ば飽きて，半ば露見することを恐れて，それらを投げ捨てた。しばしば彼は，自分が受けた叱責に対する不愉快な気持ちが行動の動機であると述べた。

　1876年秋に，彼はグロガウのギムナジウムに入学し，親類の家に下宿した。しかし嘘と盗癖のためにすぐにそこには居られなくなった。そのため彼はケルンのギムナジウムに移され，民間の学識者の家に下宿した。ここでも彼は嘘をつき不正なことを行い，授業に身を入れなかった。成績は

V

悪く，怠惰で，主として宗教的人物の刺繍でひそかに時間をつぶした。1879年秋からブレスラウの近くの聖職者の下で規律を守って生活した。この人物は優れた教育者であり，多大な努力を払ってＳを1883年のイースターにブレスラウの高校卒業資格試験に合格させた。しかし彼の性格は変わらなかった。彼は以前のように嘘をつき，再びひそかに多くの刺繍をし，陰口をたたくなどのことをした。

彼は同じ聖職者のところに下宿したままだったので，そこから哲学を勉強することになっていたブレスラウの大学まで通った。このように慎重にしていたにもかかわらず，彼の詐欺は大学でより大規模になってきた。彼は休暇旅行中に一度同行者に嘘をつき，お金を盗まれたので，自分の父親が必ず返すから200マルク貸してくれるように頼んだ。別の時には，背中を殴打されて喀血し，そのため入院したが，そこで手厚い看病を受けたと話した。また，彼は大量の装飾品，ダイヤモンド，印章付指輪，時計の鎖を購入し，それで自分を飾りたてたり，学友にプレゼントしたりして，次々とこのようなことを続けた。彼は総額2,000マルクの負債を作った。彼のこのような行為によって大学を放校される恐れがあったため，1883年6月，すなわち3カ月間大学に通った後で，両親は彼を家に連れ帰った。

彼は次の3年間，父親の土地で農業に従事しなければならなかった。彼は次第にこの考えを受け入れるようになってきたようで，勤勉であり，いろいろな点で比較的器用にふるまった。このような実地の活動にもかかわらず，彼は「お金とお金の価値の概念だけは持っていなかった。1マルクも100マルクも彼には同じであり，とくに何か彼の欲求を満たしたいと思うと，そうするためにはとどまるところを知らなかった。どうしてもそうしなければならないのだった。彼は粘り強く徹底して目的を追い求めた。彼には困難すぎて実行することのできない方法や手段はなかった。」この時期には様々な無神経な行動をとったり，中傷して回ったりもした。彼は嘘をつき，心が落ち着かず，したがって彼の目つきは常に何か自信がなさそうで，ゆらゆらしていた。一方，「彼の第一印象は魅力的で人を引きつけるところがあったため，しばしば見破られるまでには長くかかったのであるが，それまでは，まじめな人格を自分自身のものにし，人に信じさせ

ることができた。」全体に，生涯のこの時期には，彼の性質は確固としたものであったように思われるが，やがて新たな破滅が突然訪れるのだった。

　1885年夏にＳは激しい歯痛に襲われた。歯科医が歯の異常形成を確認したので，彼は次第にすべての歯を抜かなければならないと考えるようになった。隣町の歯科医のところへＳはたびたび出かけたが，それを利用して，そこのカトリックの神父と交流を持つようになった。さらに，彼は近隣の教区の神父と連絡をとり，最終的には改宗する決心をしたが，心変わりを自分の教区の神父にそれとなくほのめかしたりもしなかった。1886年のイースターの時に，息子を完全に信用して家屋敷を委ねたまま両親が旅行に出かけた時，彼はイースターの夜にひそかにカトリックの洗礼を受けた。両親が旅行から帰ってきた時，彼は福音教会で聖餐を食べたと言い，上機嫌で，熱心に仕事をしたが，慎重に家族との集まりを避けた。1886年5月に第三者から知らされるまで，このことは完全に誰にも気づかれなかった。この知らせは，改宗そのものだけでなく改宗した方法，やり方がより深く家族を悲しませた。とくに，Ｓは気持ちが変わりやすく無定見な性格であることがはっきりしていたので，この改宗は宗教的な渇望によって行われたのではなく，自分について話され，自分に関心を抱かせたいという欲求から，すなわち彼がしばしば繰り返したスタンドプレーから出たものであるとの確信が優勢であった。彼は一度も正規の教育を受けたことがなかったので，少なくとも当時，カトリック教義の核を知っていたかどうか非常に疑わしい。

　家族はやがて，Ｓが古い関係から脱出して完全に自分自身を頼りにし，自分の好きな道を行くことを望んだ。多大な努力を払って，スイスとオーストリア国境のイエズス会司教団に推薦してくれる人があり，彼は実際にそこへ向かった。しかしまもなく，R.でフランシスコ会の修道院に入ったとの手紙が届いた。そこから彼は，自分はしばらく独居房で隠遁生活をする。凍るように寒いなか，藁のなかで眠らなければならない。厳しい難行苦行を行っているなどというとっぴな内容の手紙を書いてよこした。兄がこの状況を自分でたしかめたところ，彼は暖炉，きちんとしたベッド，カーペットとテーブルクロス付テーブルの備わった素晴しい部屋に住ん

V

おり，普通の食事を十分にとっていた。Sは修道会に入りたいと思ったので，入会する時までそこの修道院付属学校で修練期間中教職につくつもりであると決めた。

1886～87年の冬と1887年の夏が何事もなく過ぎた。修練期間全体をP.で開始したいというSの新しい不満が明らかにされただけだった。この願いは1887年秋に認められた。ところが，翌年の春と夏に彼は再びP.の病院に入れられた。理由は明らかにされていない。その後，彼は「病気のために」修練院にとどまることができず，R.の修道院に戻らなければならなかった。しかしそこで個人教授を世話してもらい，教職の地位を与えられる約束になった。家から与えられていた豊富な衣服がなくなり，この頃には新しい衣服や本を両親に要求して，手に入れていたにもかかわらず，彼は4着の新しい上下揃いの洋服を注文し，部屋にありとあらゆる物を購入した。「生活のなかで何か別の物を節約したのであろう」と修道院長は考えた。彼は再び多額の借金を背負い，修道院に対する借金だけでも総額1,000フランに昇り，そこでの彼の立場はすでにかなりやっかいなものになってきた。突然彼は病気だと言って，チューリッヒの病院に入院した。そこから彼は家に，「カリエス」のぞっとするような手術のことなどを書き送ったが，医師の供述では簡単な神経痛だった。この期間には彼は，善良なS男爵と名乗って生活し，かなり尊大な態度をとり，最高級の部屋（1日9フラン）に住み，外見を着飾った。彼は金歯を2本注文し，どこから得たのか知らないが，金の指輪2個と時計の鎖を担保としてチューリッヒに残し，いたるところでお金を得る機会をうかがった。とくに，彼は親類の友人とつきあいを始め，甘く巧みな言葉によって彼らを自分の味方に誘いこみ，彼らの同情を引き，彼らからお金を引き出した。彼は病院に全部で約10ヵ月入院していた。

どうにかこうにか修道院関係者に借金を返済して，彼は再び修道院に入ることができた。しかし，彼の手紙にはあからさまな不満しか書かれていなかった。作業が彼にはきつすぎるなどなど。最終的に彼はドミニコ会修道院と関係を結んだ。「そこではすべてがいとも簡単で」，「小さな王国にいるかのように美しい。」 彼は今度は家へ長い感動的な手紙を書き送り，

修道院に入会するために必要な1,500マルクか，X神父（この人物については彼は何も知らない）を探しにカルカッタへ行く渡航費用のいずれかを支払うよう選択を迫った。しかし，そうこうするうちに，R.の神父が彼の嘘，ほら，浪費と，とりわけ他の修道院との関係をかぎつけた。このような関係は神父にとっては最も厳しく禁じるべきものであり，そのため彼は1889年4月1日に修道院から放逐された。

彼はしばらくの間その地にとどまった。どこでどのように生活していたかは誰も知らない。彼は家族に多数の手紙を書いた。ある人が海外への旅行諸経費とそこでの費用を支払うことを約束したが，彼は直接そのお金を手にすることを望んだ。彼は一度，インドへ旅行する男性のところに職を見つけたのでただちにお金が必要で，そうでなければその職を失ってしまうと手紙を書いたが，彼のこの話は嘘だと思われ，お金を自分の物にしてしまうに違いないと考えられた。彼は同時に，ドイツの様々な場所に，自分の相続請求権に対して総額4～5,000マルクの貸付を求める手紙を書いた。両親ともまだ健在であったが，彼は最終的には自分の分の遺産を支払ってくれることを要求しており，とうとう彼は，お金をくれないならドイツへ行ってしまう，そうすれば生活保護を受ける心配をしなくてはならないと脅迫した。しかし家族は，彼が国境を越えてしまったらけっして彼の面倒を見たりしないと説明した。しかし，それも無駄だった。1889年7月1日，彼はシュレージェンのE.に現われた。スイスに多額の借金を残し，そこから牧師館F.が支払うという約束手形をドイツに持ってきた。当然，その手形の支払いは拒絶された。

E.で彼は再びカトリックの神学校に入学した。彼はそこから家に金を無心する手紙を書いた。当然ながら家族との関係はあまり緊密ではなかったが，一方，彼の浪費と詐欺はますます大きくなってきた。まず，彼は多数の豪華な衣類を仕立て上げさせた。オーバー5着，スータン（聖職者の着る通常服：訳者注）3着，半ズボン3本，ベスト，上等の肩帯6本。その他，豪華で，最高位の聖職者でさえ身につけることができないようなものを注文した。3カ月のうちに，彼は44通もの手紙，葉書，至急電報を仕立屋に送った。これは，あれこれの衣類を絶対に3日以内に仕上げるよ

V

うにだの，上着を指幅分だけさらに短くするようにだの，へり飾りの色を明るいものにするようにだの，とくにすべてきわめて美しく，豪華でなければならない，値段は問題ではないなどといった内容の手紙だった。このようにして仕立屋への支払い契約総額は1,150マルクにも達した。彼は家にいる時は，ビロードの帽子かビロードのビレッタ（聖職者の角帽：訳者注）をかぶっていた。部屋をあらゆる種類のカーテン，豪華な絨毯，テーブルクロスできわめて優雅に飾りたて，さらに高価な下着，金の指輪，鎖，銀のナイフとフォーク類，銀のナプキンリング，銀のロザリオを購入した。当然，どれにも1ペニーも支払わなかった。この時期，彼はあちこち旅行し，いつも自分で作った法衣で飾りたてていた。当然，彼はどこかでそういうお金を手に入れようとした。彼は多くの人に自分は勘当されたと告げた。両親からお金を脅し取るために彼は様々な弁護士と接触した。一度F.の牧師館を訪問した時，彼はそこからE.に，母親が死んだので，この手紙に弔辞の抜粋を同封すると書き送った。ゴルガウを一度訪れた時には，母親は死の床で「この罰当たりめ！」と叫んだと語り，死の瞬間を描いて見せることさえした。最後に彼は，さらに自分の兄も死んだことにしてしまった。

家族をひどく告発する嘆きに満ちた手紙を親類へ書いたため，1889年7月に兄が200マルクを送ってよこし，E.で彼を探した。彼は，この額で薬剤師と医師の費用を支払うのに十分足りるとうけあった。それを支払ってもまだいくらかお金が残っていた。彼は後にそのお金を自分の旅行の費用に使った。兄は彼に年に800マルク送ってやったが，Sには当然ながらお金の管理は任せられないので自分が行い，Sはともかく最終的にはそれを承知した。同じ1889年7月，母親の死についていたるところで口にしている時に，家族に依存しているため宗教のためにお金を使うことができないので，母親に，彼を受け入れて欲しい，母親との和解を望んでいるとの手紙を書いた。

さらに，彼は再び病気にかかり，手術を受けたいと思い，1889年7月に，「耳から下顎までの骨全体を取り除かなければならないので，難しい手術です」と書き送った。兄は，彼がグロガウではなくてE.で手術を受ける

ことを希望した。最初彼は，校長がもう一度プロテスタントの医師によって手術を受けることを厳しく禁じたと主張したが —— これは真実に基づく供述ではない —— その後，多大の努力を払って許可を得たと手紙を書いて，グラガウに突然姿を見せ，そこのカトリックの病院に入院させてもらった。当然ながら，この行為を彼は新たな嘘で正当化した。しかし，そうこうするうちにE.でもまた家族にも，彼の最近の詐欺をかぎつけられた。

E.では彼を神学校から退学させるようにとの要求が行われ，家族は彼を故郷から離すために，また，以前にすでにチューリッヒの病院は頻繁に訪れていたので，ブルグヘルツリへ連れて行った。ここにきてようやく，家族は彼に対する禁治産の宣告を申請した。この時までにSは，身分相応の生活費の他に無理やり28,000マルクを父親に支払わせていた。

Sは4年前からモルヒネを使用しており，最近では1回の注射当たり約0.1使用していることが病歴にさらにつけ加えられた。

既往歴は，関係者による詳細な手紙をまとめて作成した。私はその意見をところどころで原文に忠実に引用した。

＊　＊　＊

Sはかなり背が高く，ほっそりとしていた。体格がよく，正常に発育しており，退行性変化の徴候は認められなかった。歯の総数が少なく，重度の近視で，神経切断のために左下顎縁に傷痕がある以外には，総じて身体的異常は認められなかった。とくに最近では，人をまっすぐに見つめることができなかった。一般に，性格は内気で打ち解けないものだった。後に彼は気ままな態度を示すようになり，人付き合いがよくなり，外見は愛想のよいそつのない人物になった。彼自身は自分の前歴について以下のような供述を行った。なぜブレスラウで勉強することになったか，自分にもよくわからない。父親がそれを非常に望んだ。家族関係から断絶したのは単に改宗にしたからであった。その出来事以来，家族はもはや自分のことを気にかけなくなり，自分は財産もなく見捨てられた。愛情に飢えていたので，家族との決別をつらく感じ，それによって4年間の重い病気にかかっ

V

た。これと，家族との仲たがいに対する痛みが一緒になって，しばしば表現した「つじつまの合わなさ」が誘発された。最後の年にも自分は浪費を重ねたが，一方では —— 当然 —— 誰が全額支払うべきかなどについては「全く考えもしなかった」と述べた。母親の死と兄の死を知人から知らされた。しかし，その人は彼に何も「詳しいこと」は報告することはできなかった。私が，それでは彼らの死に関してそんなに多くの事細かな出来事をどうして書くことができたのかと尋ねると，彼は情報提供者がいたのだと言った。この人物が彼に報告することができなかった「詳しいこと」のなかで，母親の病気のことだけは知りたいと思った。同じように反論するうちに，彼はしばしば混乱したが，ほとんどの場合同じ方法でなんとか乗り切る方法を知っていた。豪華な司教の衣服を着ることを許されなかっただけでなく，けっして着てはならなかったのだった，等々。

しかし，Ｓがずっと1年以上入所していた施設での行動は，この供述よりもさらに興味深いものだった。

入院初日に，彼は三叉神経の激しい痛み，頭痛，不眠を訴えた。実際に痛みがあるように見えた。彼の顔からそれはうかがえた。側頭部は熱く，赤くなっていた。彼はかなり暗示にかかりやすかった。しかし，治療暗示は失敗に終わった。モルヒネに対する禁断治療が10日以内行われた。後に彼は時々いわゆる「睡眠薬」を欲した。すなわち解熱剤と頭痛と不眠に対するアンチピリンであった。しかし，このような薬を全部服用していいわけではない，彼の愁訴はもう顧慮しない，と断固として伝えると，次第にそれについては全く口にしなくなった。そして9カ月前からは，なんらかの愁訴があるかのような印象は全く受けなくなった。

最初のうちは，Ｓはここでも熱心なカトリック教徒としてふるまった。彼は紫色のビロードの小さな帽子をかぶり，最後に彼が入院した病院の修道女に，「キリストの御元における平安（Pax † in Christo）」と表題のついた手紙を書き，聖職者のひとりに，「A.S. 最高権力所有者へ（S.P.D.）。今，私は神の御前で完全なる希望を渇望しています。私は負債があることをけっして忘れたりしません。永遠なる父の御好意によって，再び『あなたの好意を生む』ことができました」などとラテン語の手紙を書いた。さ

らに，彼はカトリック教徒の看守と親交を結び，その子供をカトリック会に世話しようと尽力し，彼の行為について何も知らない司教とそのことについてひそかに文通した。彼の行動は時機を失しないうちに発覚し，看守は他の場所に移され，新しい看守は警告を受けた。該当者が代償を課せられたかどうか確認することはできなかった。入院から約2カ月後に，Sは少なくとも復活祭の祝日に町へカトリックの礼拝に行きたいと希望した。これをそっけなく拒否された後は，彼はそのことについては何も口にしなかった。聖職者の帽子は姿を消し，カトリック教義についてそれ以後二度と口にすることはなかった。また，彼が宗教関係の本を読んだり，なにかお祈りをしているのが見られたことはなかった。彼の将来の計画は，そういったものが明らかにされたかぎりでは，別の方向を向いていた。

入院直後に彼はパラノイア患者と衝突し，罵倒し，殴り，ひそかにこの患者の郵便物を探り，別の患者をそそのかしてこの患者に反抗させ，所長に対して共同してこの患者に対する抗議を扇動した。

初期のこの逆上期が過ぎ去ると，Sは1日中熱心に刺繡をし始め，約2カ月間，完全に穏やかできちんとした状態を保った。しかし，彼は新しいことに手を出した。庭で，今度もカトリック教徒の別の部署の1人の看守と知り合う機会があった。彼はこの看守と親しくなり，フランス語を教え，最終的には友人兼従者として雇った。そして，最初は一時的な，その後は最終的な文書による契約を結んだ。2人の関係は次第に親密なものになり，とうとう2人は恋人同士の完全な技巧を使って活発に文通するようになった。この看守は一度，この友人に対する愛情のために職場を離れたので，処罰された。その後，彼はv.S氏のところでよい職につくことになっているからと，退職を申し出，承諾を得た。しかし最終的に彼は，悔恨の念と，とくにSの信頼性に対する疑いに駆り立てられて，告白した。この看守自身はきちんとした行状を示し，なんらかの疑惑を誘発するようなことは全くなかった。彼の愛の手紙から，この出来事に対する像を最もよく得ることができる。

最終契約には以下のように書かれていた。

V

「両者の署名の下で，以下の契約が取り結ばれ，本日効力を発する。
1. Xはここに示した彼の署名と誓約によって，v. S氏がブルグヘルツリから出発する時の世話と付き添いを異議を申し立てることなく引き受ける。しかも，最初の1年間は少なくともけっして彼から目を離すことなく，常に彼の周囲にいて，彼が肉体的に良好な状態でいられるよう最大の配慮をするという法律上効力を持つ契約を結んだ。2. Xは彼のすべての欲求に配慮し，最大の愛情を以って彼の世話をし，完全に彼を満足させるために正真正銘努力しなければならない。3. Xはv. S氏に知らせることなく人と交際してはならない。v. S氏が許可する人とのみ親交を結んでよい。……5. Xは自分の姉妹以外のいかなる女性とも交友を結んではならない。……7. Xはv. S氏から彼の業務に対して年1,000フランを受け取る。これは彼の就任時から計算され，常にv. S氏のために仕事をしたすべての時間に対して有効である。後にv. S氏が自分自身の職務に専念することができた場合には，合意に基づき，この合計は値引きされる。就任時にv. S氏は350〜400フランの身分相応の家具を調達する。8. v. S氏がまだ施設に入院している間は，Xはv. S氏を完全に満足させるよう行動し，……彼は就任時に200フランの報酬を受け取る。……10. v. S氏はXが施設の別の看守と親しくすることを禁じる。11. Xは礼儀正しくふるまってとくにv. S氏を特別扱いしなければならない。12. v. S氏は友人の肉体的，精神的幸せに最大の愛情を持って配慮する。13. Xはv. S氏に対する愛情のあまり，けっして軽率に危険（たとえば躁狂）に陥ってはならない。Xは肉体的力をv. S氏の有利になる場合にのみ使用すべきである。……15. 彼はv. S氏に対してすべてを報告しなければならない。これを以って最後とし，署名する。」

その他の手紙には日付が記入されていない。その手紙には契約に含まれる様々なアイデアが詳細に，あまり形式的ではなく記されており，手紙には待ち合わせの取り決めや昇給の約束などについて書かれていた。最後の手紙は思いやりのある表現であふれていた。

「親愛なる人よ！ あなたの手紙を受け取りました。あなたの忠実な心に神の加護がありますように。あなたのたくましい胸に抱きしめられた後では，また私たちが互いの心臓の鼓動と息を感じた後では，死以外には私たちを引き離すことはできません。あなたが私と同じ屋根の下で眠っていない時，あなたのことが心配でたまりません。私があなたのことを考えているようにあなたは私のことを考えてくれているでしょうか。あなたに生命財産すべて私のために賭けてほしいのです。……時々，窓の外を見て下さい。G.で早朝に。私は毎朝そこであなたを見ています。物語や夢精が美しいものではなくなってから，愛しい人よ，私は眠れない夜を過ごしているのです。私に睡眠薬を2，3錠送ってくれることはできないでしょうか？……死ぬまであなたが忠実であるしるしとして，どうか指輪を送ってください。あなたは去ってしまったが，私はあなたが，今すぐにでもあなたの助けが必要なのです。だからわたしはあなたに指輪を送ります。そして，こう言うのです，『来て，あなたの愛する者を助けてください！』と。」……（Sは当時本気で脱獄するつもりのようだった）……「愛しい人よ！ 私は死ぬまであなたのために悲しむでしょう。あなたは，ずっと心変わりしないで下さい。そうすると，友達を忘れてしまうほどあなたをこの町に縛りつけてしまうことになるのでしょうか？ 私はいつもこのことについて考えています。想像のなかでは私は，1日中，あなたと楽しく過ごし，あなたと眠り，あなたとわずかばかりの物を食べています。あなたから離れた今は，いつもあなたのことを考えています。あなたの誠実な瞳をもはや見ることができず，あなたの心臓の鼓動をもはや聞くことができず，あなたの胸に休むことができないので，私はまるでさまよっているかのようです。あなたの心は私の生活の神聖な財産です。私たちは今ではお互いのために生き，一方はもう一方の財産と生命のために尽くすのです。……指輪の寸法ですが，青い指輪よりも縁がぴったりと合っていなければなりません（二重の縁の周りにしっかり）。私はいつもあなたの絶えまない誠実さのあかしとしてつねにその指輪をはめています。」

別の手紙では，

V

「もうすっかり遅くなりました。私は苦悩と心痛で死ぬほど疲れてしまいました。いつ私はあなたにキスして横たわり，あなたに守られながら安らかに眠ることができるのでしょうか？　ああ！　あなたがいないくらいならむしろ死んでしまいたい。私はいつも，あなたに神の加護がありますようにと祈っています。あなたの唇と瞳にキスを捧げます。あなたのv. Sより」

　このような愛の物語は看守の自白によってだしぬけに終わりを迎え，Sは極度に打ちひしがれた。彼と何度も行った長い話し合いのなかで，彼は，自分はこの世のなかでたいへん孤独であり，家族からは見放され，友人もなく，とくにこの施設では誰も信頼することのできる者はいないと不幸な運命について嘆いた。私はやんわりと彼をとがめた。彼の全人生を通じて，彼と近づきになった人間はすべて彼にだまされ，嘘をつかれ，今度は最も愛する友人でさえもだましたと。私は，私たちはそれを病気だと思うと彼に告げた。それに対して彼は，「いいえ！　病気なんかではありません。ただ性格がよくないだけです」と答えた。彼はさらにつけ加えて，「あなたが私に関心を抱いていることがわかるので，私はあなたの信頼を得たい」と言い，さしあたりそうすることを約束した。
　次の２カ月間，彼は運命について何度も私に嘆き，様々な計画を描き，そのクライマックスは「最初のクラスに戻り，そこで自分の部屋を持つか，むしろ故郷の私的施設に入るかのいずれかだ」ということになった。彼は家族との決別を２倍つらく感じていると言った。これに対して，彼の家族は困難な多額の支出をする決心をしていると私が抗議したが，彼はそれを理解することはできなかった。彼は，この多額のお金を，たとえば刺繍で稼ぐことは容易なことだと考えた。彼が言うには，愛する看守の給料を同じようにして賄うことができると考えていた。概して彼は将来を大いに当てにしていた。彼はそれに対して何度も，自分は本質的にはすでに生活が孤立してしまっているここの他の患者とは違うのであり，自分の生活にはまだ先があるのだと主張した。彼は将来の計画も練り上げたが，さしあたりは別の施設に移ることだけを考えていた。家族はこれに関する手紙には

最初返事をしなかった。最終的に父親が手紙を書き,「そのことについては話をすることができない。おまえはまず長い間ブルグヘルツリに留まらなくてはならない。そしてしっかりと刺繡の仕事をしなければならない」と簡単に,しかし断固として伝えた。

これに対して彼は運命に従った。彼はそれ以来,すなわち約3カ月間引きこもった生活を送り,庭へも出ず,いつも1人で部屋に座り,単に刺繡をするだけだった。この時,彼は器用さ,センス,根気強い感嘆に値する勤勉さを示したが,自主的ではないところもわずかながら示された。彼は私に対する「信頼」をまだ失っていなかった。しかしこれとは全く対照的に,彼は自分と自分の計画についてはもはや語らず,どうでもよいことしか話さなかった。とくに,彼は自分の仕事について多く語った。人が彼の仕事を褒めると彼は非常に喜び,美しい色合い,輝く絹布などに子供のように喜んだ。「ああ,ファイヤースクリーンは本当にきれいなでき上がりだったと自分でも言わざるを得ない。」

最近,再び彼は別の患者とつきあい始め,以前と同じように生き生きと施設のコーラスの練習や祭に参加した。そして別の仕事にあこがれた。しかしとどのつまりは,刺繡が彼にうってつけの生涯の職業であった。彼は他の部署から移ってきた倫理的に欠陥のある患者と一時親密な関係になった。この患者は10年間オーストリアにおり,そこで刑務所と精神病院に入れられたのだった。この患者の症状はすべて私には怪しいものに思え,新たな企みで,多かれ少なかれ私たちを驚かせようとしているのではないかと疑っていた。

＊ ＊ ＊

この症例の全病歴は多くの点で以前の症例と同様に,正常の境界に非常に近い。しかし,別の観点から見ると,正常とは大いにかけ離れている。早期に発現した性格異常と同性愛から,脳構造全体がもともと重度異常であることが暗示される。もっとも,同性愛は人生の初期には直接的に知ることはできない。しかし,すでに少年の頃から顕著だった女性の手仕事を好む傾向は,十分にその素質があることを示している。この症例は体質性

V

精神病と呼ぶことができる。ここでは強い遺伝的負荷が認められないことにのみ注意する必要がある。

　性格異常は早期に発現するだけでなく，全生涯を通じて一様に認められるが，各症例の性格異常はNの場合ほどひどくはなかった。Sの症状の進行は，彼の性格の異常性が増大したからというよりは，彼の様々な行動すべてによって引き起こされた。したがって，一般的には，Sの「つじつまの合わなさ」を病気によるものとしてではなく「性格の悪さ」によるものだと考えがちである。実際には，異なる名前で呼んでも原則的には違いはない。ともかく私は，異常の多さと強さによって，彼の性格を病的であると呼ぶことに決めた。私たち専門家の意見では彼には帰責能力がないと考えられ，裁判所はそれに応じて彼に禁治産の宣告を下す。私たちは特定の診断を下さない。この症例は当然ながら背徳狂と呼ぶこともできる。

　前の症例では，私は一面的な欠陥について強調した。それとは対照的に，ここでは多様な脳機能に欠陥が及んでいる。どんなに熱心にこの症例の倫理的欠陥と知的欠陥をたがいに結びつけようとしても，せいぜいSの浪費から明らかにすることができるだけである。彼自身はたしかにあちこちで浪費を重ねたので，彼を浪費家と呼ぶことができるが，彼の全経歴からは彼がお金の価値の概念を全く持っていなかったことが明らかである。これに対して，彼がこの施設で立てた財政計画は非常に特徴的である。彼はすでに第一学年で数に対して極端に少ししか能力を示さなかったが，それはこれと密接な関係がある。このことを考慮すると，Sの浪費における倫理的欠陥はそれほど大きな価値はないと考えることができる。

　さらに，少年時代にしか窃盗を行わなかったことは特徴的なことである。この欲求は，分別がつくことによって若干抑えられたのではないかと思われる。

　患者の詐欺は当然ながら私たちには最も興味深い事柄である。Sの嘘はNの場合のようにばかげた大きさになることはない。ほとんどの場合，単に実際の事実を大げさに誇張するくらいがせいぜいであり，たとえば，彼の病気の危険性は彼自身それほど信じていないと考えられる。

　各患者では自己暗示がどのような役割を果たしているのか，ここではい

わゆる詐病に関して最もよく知ることができる。三叉神経痛はもともと同情を得るための詐病であり，実際には歯の異常形成のために生じたものであった。ところで，その存在については私はあまり確信していないのであるが，いずれにせよこの神経痛はそのことを考えることによって喚起されたか強化された。たとえば全部の歯を抜いたり神経切断のような大規模な手術によって神経痛のことに注意が向くとすぐに，あるいは患者が再びしばらくの間病院に入院したいと思った時，あるいはモルヒネの注射をして欲しいと思った時，神経痛が実際により激しくなる。すでに述べたように，Ｓはここにいた最初の週に，実際に痛みに苦しんでいたかどうかは疑わしいと私は思う。しかし，その他のこと，たとえばカトリックに改宗するための決断をしようとしていた時や，病気に対して何もしてもらえないことを知った時，たとえばここの施設でモルヒネと「睡眠薬」に対する禁断療法を実施する時，愁訴にもはや耳を傾けてもらえなかった時，彼は神経痛のことを忘れ，その結果それは実際に消えた。私は，Ｓでは容易に神経痛を再発するだろうと確信する。適当な時に彼にそのことについて尋ねただけで，また最も軽度の徴候の時に再び「睡眠薬」かモルヒネを与えれば，彼は間違いなく，数週間再びかなりの神経痛と不眠に悩むだろうと思う。

　Forel 所長の観察によると，モルヒネ中毒患者の多くでは，モルヒネの禁断療法とともに神経痛も消えてしまう。モルヒネの使用が続くことによって全神経系が損傷を受け，このような状態では，まず抵抗が低くなった部位，すなわち神経痛の部位が損なわれる。彼にモルヒネを与えないでおくとすぐに，痛みはおさまる。しかしこれは，多くの症例で，自己暗示によっても説明することができる。モルヒネ中毒患者はモルヒネの注射を正当化することのできる口実を求めており，まず慎重に注射してもらえる痛みがないか観察する。そうすることによって，かつて神経痛が存在した神経痛になりやすい部位で容易に神経痛が誘発されたり，悪化したりするのだ。これに対して，エネルギッシュな禁断療法実施者では，重度の全身禁断症状によって容易に神経痛から注意をそらすことができるので，患者は完全に神経痛のことを忘れてしまう。7年前から顔面の痛みのために医師からモルヒネの投与を受けていたある患者は，最近では1回当たり0.2

V

以下の投与を受けており，3週間前にブルグヘルツリに入院した。最初の日，彼はまだ顔面の痛みを訴えたが，その後風邪をひき，それ以後ひどい湿性咳に悩まされ，食欲がなく，何度も嘔吐し，よく眠れず，朝から夕方までと夜中めそめそ泣いた。10日目に彼に対するモルヒネの投与を完全に中止した。彼は湿性咳のために眠れない，食欲が全くない，嘔吐してしまう，非常に具合が悪いと訴えた。しかし，2日目以降は神経痛のことはもはや言及しなかった。

モルヒネ中毒患者に対する上記の観察はついでに示した例であるが，ここでは主として，Sの肉体的疾患がどのような状態であったのか指摘したい。これは，私が第II章で示した症例のひとつによって説明することができる。「Sは肉体的疾患，とくに神経痛を詐病していたのだろうか。すなわち，意識的にこの疾患であるふりをしていたのだろうか」という問題について厳密に規定したいと思う。これには，イエス，ノーのどちらでも答えることができるだろう。Sは，両親に書き送ったようにそれほど重度ではないことを知っていたのに，他人ばかりでなく自分をも欺き，その詐病の結果，最初は偽りであった痛みが実際に発現したのだった。

Sの別の詐病も全く同じように行われた。家族のなかでは，彼は単なるスタンドプレーだけでカトリック教に改宗したという「意見が支配的だった」。たしかに，滅多にないような行動によってセンセーションを巻き起こすという考えは，彼の欲望を刺激した。また，カトリック教会の豪華さと外見的なはなやかさもとくに彼を引きつけた。彼は輝かしい司教の衣服を着てさっそうと歩くという考えにのめりこんでしまい，教会の地位を最も下から順々に登っていく前に，すでにそうできると信じてしまった。これだけが動機だったとするなら，彼は偽装し詐欺を働いたと言っても当然だと思われる。ところが，この動機は非常に強く他の動機と作用し合ったので，Sは曖昧にしか正気に返ることはなかった。彼は一度決意をしたのだから，自分はもちろん新しい宗教の内的意義を身につけていると信じた。彼がそれについてどのくらい実際に理解していたかは，最終的には各信者の微妙な問題である。いずれにせよ，彼の行動を単にスタンドプレーと呼ぶなら，それは間違いであろう。

最終的に，Sではいたるところで顕著な症状が見られた。それについては，すでにNのところで指摘した。Nは，ときにはどっぷりと，ときには少しだけ，刹那的な想像的思考のなかに住んでおり，けっして後ろを振り返らず，前も向かず，右も左も向かず，常にひとつの目的だけを無批判に念頭に置いているが，その目的は常に新しいものと入れ替わる。それは最初は歯の異常形成であり，次はカトリック教への改宗だった。彼は一時修道院に入っていたが，別の修道院に入るために修練院へ入ることを希望した。次には，再び数カ月病院に入ることを決心し，最後には再び別の団体に入りたいと思った。このようにどんどん続いた。その後，施設でも全く同じことが観察された。彼はまず神経痛とカトリック教に心を惹かれ，次は恋愛事件で，その次には8週間，別の施設に移る計画を立て，次には再び刺繍に完全に没頭した。このすべての計画で重要なことは，彼の計画は外的影響によって育まれたのかどうかということである。それについては，考察のなかでも患者の病歴自体のなかでも，十分に指摘した。

　この病歴からいくつかの「つじつまのあわなさ」を選び出しただけでは，また，これまで詳細に展開してきた正常との境界について議論のかぎりでは，そこから彼が「精神病」であると推し量ることは絶対にできないだろう。すでに述べたように，異常の大きさによってのみ，その症例が帰責能力がないかどうかを決定することができる。

VI

　最後に，1890年10月に当地で私たちが鑑定した有罪例について報告する。

　被調査者の姪の供述によると，彼の死亡した妹が白痴だった。彼の名前は戸籍上の記録ではHans M.B.だったが，自分では常にFranz M.B.と称していた。彼は1832年にホルゲン（スイス）で生まれた。印刷工になって，イタリア，フランス，イギリスで様々な下っ端仕事に一時的に就き，最終的にはサンフランシスコへ移住した。1857年8月11日に9フランの詐欺のかどで，チューリッヒで3日間の禁固刑を科せられた（公文書）。

　彼の言うところでは，彼はアメリカで結婚したが，妻と2人の子供は死亡した。しかし，それに関する彼自身の供述は非常に矛盾している。ある時には息子が2人故国にいると言ったり（公文書），ときには子供はいないと言ったり（公文書），18歳の娘と14歳の息子が死亡したと言ったり（公文書），息子は3歳で死亡したと言ったり，死んだ妻の親類である18歳になる養女がアメリカにいる（施設での供述）と言ったりと様々である。これに対する信頼できる供述は存在しない。

　サンフランシスコではある医師の助手を勤め，後には薬剤師の主任助手を勤めた。この時，彼は医学的知識を得，その後長い間カリフォルニアで開業した。彼は自分のお金で様々な金鉱に関係した（一度，その鉱山はまだそれほど価値がないと述べた）。これに対する信頼できる報告はない。たしかに，妹（公文書）と姪（当施設での供述）によると，被調査者は約25年前に親類に多くのたいへん高価な贈り物を送ったことがあり，当時とその後も，他の人物とともに鉱山と金鉱を所有していると手紙に書いてきたとのことであった。Bの供述には別の大きな矛盾があったものの，職業と財産に関するここでの報告は常に一定していた。

VI

　パリの万国博覧会の前に，Bはカーソンシティ（ネバダ州の州都）の市民によって，博覧会で州を代表するのにうってつけの人間だとネバダ州知事に紹介された。彼自身は，自分はすでにカリフォルニアの臨時代行者に任命されており（後に嘘であることが判明），法的保障を要求しないと述べた。こうして彼は望みの臨時代行者の地位を与えられた。後に，Bを州知事に紹介した人々は単に「彼を厄介払い」しただけであったことが明らかにされた（公文書）。州の代理権のおかげで彼は大量の鉱物をかき集めた。この鉱物は一部は展示専用のもので彼に信頼して任されたものであり，一部は彼が購入したものだった。旅行でニューヨークに来た時，彼はホテル経営者から250シリング借りた。彼はそれをたぶん返却しないまま，すべてを持ってパリへ出発した。パリでは彼はもったいぶった人物として出現し，断固とした態度ですべての人々に畏怖の念を起こさせ，多様な，あまり尊敬されていない様々な人々と関係をもった。

　博覧会終了後，彼は収集鉱物の大部分を贈り物として与えたり売ったりしたが，残りはスイスへ移した。州の収集物を入れることになっていたいくつかの箱をたしかにネバダ州に送ったと彼は言ったが，それはからだった。その後，Bはヨーロッパへ帰り，様々な会社を経営し，ありとあらゆる詐欺を働いた。そのため詐欺で訴えられ，1890年8月16日に逮捕された。未決監で肉体的な疾患にかかった。また，矛盾した陳述から精神障害の疑いが持たれたので，その年の9月23日に観察のためブルグヘルツリ精神病院へ送られた。最終的には，公文書の様々な記録によって，最後の何年かは病気にかかっており，アルコールを大量に摂取したのではないかと考えられた。

　Bの責任であるとされた詐欺の本質的なところは，財産と人間関係に関する偽りの供述によって様々な人々の信用を獲得し，取り決められた借金を支払うことができなかったことである。

　第一に，彼は，自分は北米軍の将軍であるとか，パリの万国博覧会におけるアメリカ合衆国の代表者であると称したり，さらには多くの宮殿と密接な関係があるとか，Carnotのお供でパリのパレードに加わった，法皇

と昼食を共にした，イタリアの王と散歩した，ロシアの王位継承者とベルギーの王に勲章を授けられたなどというようなことを次々と述べた。この供述は，部分的に繰り返され，様々な人に対して行われたが，逮捕以後は彼自身，このようなことをもはや話すことはなかった。これは虚偽に基づくものであった。

　第2に，彼は，医学博士であるとか，ネバダ州に価値のある鉱山を持っているとか，高価な鉱物収集品を持っているなどと供述した。これについては，少なくとも部分的には，彼は今もなお主張し続けている。少なくとも彼はアメリカで開業しようとしていた。また，いくつかの鉱山を共有しており，たとえ現在はそれほど価値がないにしても，その鉱山は将来はたしかに多大の富を生むかもしれない。この供述の信憑性は明らかではない。鉱物収集品にいくらかの価値があることは，Bがツォーフィンゲンのფに一部を5,200フランで売り，別の部分をDr. Gに売ったことから明らかである（公文書）。彼が2,420フランで売り（公文書），15〜20,000フランと評価された（公文書）残りは，実際には専門家の評価によると300フランの価値があった。彼が鉱物のいずれに対して所有権を持っていたのかは明らかにされていない。

　第3に，Bが当時経営していた様々な会社は利益を上げる見込みがあると彼は供述した。彼がこの会社に引きずり込まれたのはたしかである。実際には2つの会社が関係している。

　1）Bは，多くの国々で特許を取るために，イタリアの会社からその会社が開発した発明品を買った（公文書）。この会社からは大きな利益が得られる可能性があるように思われた。BはそのためにGにお金を支払った（公文書）。後者（G）はBばかりでなくその時関与していた別の社員もだましたように思われる（公文書）。

　2）Bは数人のアメリカ人に対して，ボヘミアの大きな鉱山の所有権の購入を仲介した。この会社では売り手の代理人から相当の手数料を確約された（公文書）。ところがこの会社はBの借金のために成立しなかった。この時，彼がアメリカ人に欺かれたのか，あるいは見殺しにされたのかどうかは，彼自身が言っているように，突き止めることはできない。いずれ

VI

にしても，この会社におけるBの詐欺の意図は，これに関係する公文書からは確認することができない。しかし，その公文書から，Bは，一方では鉱山学のたしかな知識を持っていたに違いないが，もう一方ではその会社を運営するのに軽率でだらしがなかったことが明らかにされた。

さらに，Bは修道院建設用に法皇に所有地を売ろうとした。ときには，彼自身の所有財産を売ろうとしたり，共有財産を売ろうとした。ときには，購入を仲介し，手数料を当てにした。また，自分の鉱山を何人かのイギリス人に売却したと供述した。ときには，会社はすでに閉鎖されたと言ったり，閉鎖するにはあまりにもうまく行っているなどと話した。これに対してなんらかの信頼できる供述は存在しない。

このような供述すべてと，人にうまく取り入り，愛想のよい，人付き合いのよい性格によって，Bは人々に人望があるような感じを抱かせ，信頼を獲得する術を知っていた。彼は多くの人々にたくさんの高価な贈り物を約束したり，彼がすでに国や個人に対して行ったこと，あるいは行うつもりであることについて語った。Bは彼らをだまそうとはしたのではないが（公文書），多くの者は疑いを抱き，彼をほら吹き，ぺてん師だと考えた。しかし，別の人たちは彼を信頼し，信用貸しした。今までに総額250フランに上る6件の未払いと，総計230フランの前払い7件が告訴して請求されており，そのうち4件は少女からの告訴であり，40フランはシガーケースに関するものだった。Bの供述によると，ノイエンブルグの駅の食道から300フランを借りたほかに，別の日にはパリから25,000フラン手に入れ，甥のSch.からは何回もの分割払いで2,423フラン借りた。最初の分割払い金1,000フランを支払うようにとSch.に強く言われたと，少なくとも，B自身（公文書），Sch.夫人（公文書）およびその母親（公文書）は供述した。次の支払い，900，200，50，50，60フランについては，BはSch.に受け取ることになっている相続財産から出してくれるようせがんだ。最初の支払いについて，彼は友人の話を長々としたが，その正当性を確認することはできなかった。次の2回の支払い分は，彼が言うには，Gとボヘミアの上述の2つの会社のために必要だった。4回目の支払い分には自分の鉱山を売るつもりだったとのことだったが，それについては何も明らかにさ

れていない。最後の支払い分については，彼はあるイギリス人の患者に薬を買わなくてはならなかったとのことだった。Bの供述では，その患者はそれ以外の役割も果たしていた。その他にも，BはSch.にいくらか借金していた。

BがロシュビッツのHという男性から借りた2,000マルクについては支払い請求の告訴はされていない。この人物は告訴については何も知ろうとしなかった（公文書）。Bは彼に尽くそうとした（施設での供述）。

自分の人格に関して嘘の供述を行ったことを根本的に否認するという些細なことを除けば，Bは自分の借金を認めた。しかし，一度認めただけで，その後すぐに撤回した（公文書）。逮捕されたとき彼は，自分は信用が厚く，保釈金を積んでくれるよう3人の知人に頼むと主張したが，無駄だった（公文書）。

＊　＊　＊

Bはかなり小柄である。退行性変化の形跡は認められない。一般的な肥満症，脂肪心，脂肪肝，肺膨満，中等度全身性チアノーゼ，くるぶしの軽度浮腫，瞳孔不同，中等度手振戦が見られた。彼は近視で，若干難聴気味，喘息気味である。しばしば強度の喘息性愁訴と，心臓部に刺すような痛みを訴え，最近では尿閉を患ったが，これは天候が暖かくなると消失した。

入院当初は，自分の将来について特別心配をしていないように見え，別の患者や看守とよく話し，アメリカにある自分の財産や信用について語った。「私は多くの人たちに助けられて生きてきた。いつも温厚で慈善を行ってきた。今でも私は大いに信用がある。パリへ行くことができれば，すぐに3,000フラン手に入れることができる」等々と。

その後，ある時，Bが診査をうけている部門で，ある精神病患者の犯罪者が耳にした話をBに聞かせた。「聞けよB！　俺が聞いたところによると，おまえは8年から10年も臭い飯を食うことになるんだとよ」などと。これはBに深い印象を与え，彼はしばらくの間ぼんやりとくよくよと思い悩み，腹痛と呼吸困難を訴えた。その後混乱した様子で，看守に，昨晩世界全体をゆるがす大地震があったのだろうかと尋ねた。くよくよ思い悩む

VI

ままにしておくと，彼は身振り手真似をし，独り言を言った。後に彼はこの患者に，「君は10年間刑務所にいた。君は自分と私を救い出すことができる。脱出しよう。一度外へ出たら，何の苦しみもない。つけ髭とかつらで見分けがつかないようにしよう。無事に逃げ出せたら，イギリスへ行って，再び運を手に入れるのだ」と話した。この患者が提案に乗らなかったので，Bは，「それでは私は精神病のふりをしよう。そうすれば釈放されるに違いない。誰も私を訴えることはできないし，私に有罪の判決を下すことはできない」と言った。そう言うとBは泣き始め，くよくよと考えこんでしまった。

その後，Bはいつもおとなしくふるまい，誰かが話しかけたときだけ口をきいた。彼は敷物を編んでしばらく過ごした。その間中，意気消沈した声で話し，絶えず刑罰に強い不安を抱いているようであった。哀れっぽく，喘息を何度も訴え，感傷的に手を握り，涙を流しながらしばしば助けてくれるように頼んだ。彼は一度，私の所に多くの患者を送って，私にお金をがっぽり儲けることのできるアメリカの会社を手に入れてくれるつもりだと申し出た。さらに，残りの全人生を節度ある態度で過ごし，きっぱりと禁酒すると誓った。

一度彼は記憶力の弱いことを嘆いた。たとえば，正確に覚えていたわけではないが，すぐに私の名前を言うことができなかった。彼は所長と一般医の名前を混同したが，訂正することができた。彼のこの行動はあたりまえの印象を与えた。その他には重大な精神障害の徴候は認められなかった。

彼に数回催眠術をかけたところ，非常に暗示にかかりやすいことが明らかになった。しかし，どんな暗示でもかけられるわけではなかった。

個別に医学的分野に関する多くの質問が行われた。いくつかの答えは完全に間違っていた。たとえば，彼は，肺，心臓，肝臓，脾臓は横隔膜より上にあり，腎臓は下方，脾臓の若干後下に存在すると答えた。別の答えは素人らしい発言であり，たとえば腕の骨について「上腕，肘関節，前腕，手関節，5指」と記述した。別の答えでも確実な知識が欠けていた。たとえば，「膿漏とは何か？」に対して，「眼粘膜の炎症」と答えた。あるいは「梅毒には何を投与するか」という問いに対しては，「腐食性水銀」等と答

えた。肺結核などの一般的な症状はまずまず描写することができた。

　彼は前歴に関しては,「様々な医師の助手をし,そのとき医学的な知識を得た。また後には,医師が少なかったゴールドランドで診療した」と述べた。かつて医師だと考えられたこともあったが,彼は医学試験には合格していないし,医師の免許も持っていなかった。彼は60年代の初めに出征し,士官を勤めた。後に,「戦争の時には非公式の士官を養成することを任務とするあるクラブの会員になった。このクラブでやがて外科医助手将官に昇進した。すなわち,軍医将官の副官になった。そのため,誤って将官と考えられるようになった。アメリカで銀法案が裁決されないかぎり,私が共有権を持つ鉱山は誰も買おうとしないだろう。しかし,その鉱山はたいへん価値がある」と述べた。

　長々と反論を行った後でようやく,ネバダ州の臨時代行者としてパリへ向かったことについて話し合うことができるようになった。「私はカリフォルニア州の臨時代行者としての給料をもらわなかった。議会に強い影響力を持つ人々が,後から給料をせびり取ってやると約束してくれた。知事は私の政敵であり,知事のところで,ある人物に中傷された。私はその人物を支援するために,パリへ連れて行ったが,いつも酔っぱらっていたので追い払わなければならなかった。収集鉱物を入れた箱が到着したがからだった。しかし,それは私の罪ではない」と,彼は述べた。

　最初,彼はここでも自分の人格に関して嘘の供述を行ったことを否定したが,最終的にはこのほのめかしに対して「たしかに！　それでは私は忘れていたに違いない」,もしくは「それでは私は酔っ払っていたに違いない」と述べ,同じような答えを何度も繰り返した。

　多くの財産を持っていること,関連する会社は今も営業されていること,すなわち,協定されたとおり順調にいっていると,彼は今も確信している。

　公文書の材料は,証人と刑事被告人の証言,および後者が様々な仕事上の友人と交した手紙から成り立っている。この症例は当時新聞でも大いに論じられた。なかでも,Bはスイス連邦の射撃祭で女性に一大センセーションを巻き起こした。毎日彼は大勢の人間を昼食に招待した。彼はいつも食

VI

事の直前に予約し，必要な数の席が確保できないと，腹を立てた。一度彼は居合わせた士官を晩餐会に招いたが，後にこの士官は費用を支払わされた。世間で広く尊敬された専門家と一緒に彼は，スイスに新しい駅を作る計画について話し合った。「この計画は成功を収めるに違いない。一時的に必要なお金を工面することができなければ，私には多くの自由にできる資本があるので，喜んで，計画に足らない額を出資するつもりである。将軍は夜，1人でホテルで食事する時には，非常に遠慮深く，臓物料理あるいは似たような料理で満足した。」彼はこのような話を何度も繰り返した。

　実際，彼の前歴についてはあまり明確にされていなかったので，裁判所は帰責能力を明らかにするためにだけ質問するばかりでなく，Bの医学的知識を調査することによって，彼の医学的経歴に関する供述がどのくらい信用できるか明らかにしようとした。

　この調査によって，Bは学問的に完璧な医学的知識を有しているわけではないが，実際の診療からいくつかの知識は十分に小耳にはさんだ程度知っていることが判明した。したがって，彼がカリフォルニアの医師がいない地域で偽医者になり，診療を行ったという話はありそうなことであった。したがって，Bが当施設で最後に行ったこれに関連する供述はかなり真実に近く，とくに，北アメリカの医学環境を考慮すると，かなり真実に近いと思われる。

　その他の事柄についても同じだと思われる。Gとの会社とボヘミアで経営されていた会社に関して，公文書の手紙から得られた情報によると，彼は鉱山学の知識と商人としての知識は若干持ち合わせていたことがうかがえる。しかしこのような知識が，医学における知識のように根本的なものであるか，単に表面的なものであるかについては不明なままである。しかし，彼が上述の会社でそれほど成功を収めていないことを考えると，後者ではないかと思われる。このような点から考えると，Bは有望な経済状態にあると嘘を言ったばかりでなく，実際に自分でもそうだと思いこんでいたのではないかと十分に考えられる。彼には商人の知識が欠けていることから，実際には疑わしい儲けの見通しを絶対確実なものだと考えていたのであろう。また，価値をはるかに過大評価していたネバダ州の鉱山をどの

くらいの割合で彼が実際に所有していたのか不明である。同じように，ある時点まで自分の収集鉱物の価値を明確に把握していなかったのではないかと考えられる。実際にはさんざん言い渋った後で初めて，ネバダ州の関係者たちにとって不快な存在になったのでパリに行ったと語ったのではないかと思われる。「厄介払い」するようにと彼らに言われたのなら，いずれにせよこの言葉が示す通りだったのであろう。

　このような推測はすべて，一面では抜け目がなく器用であるにもかかわらず，もう一面ではBの行動にはある程度，判断力が低下しているところがあることを裏づけている。これに関しては，まず，Bが逮捕されてすぐ，ほとんど面識のないいろいろの人々のところへ行って，自分のために保釈金を積んでくれるように頼むといった，無条件で人を信用するところが，たいへん特徴的である。また，彼は当施設でも自分の将来については最初ほとんど心配していなかったが，その後突然，懲役囚の不作法な言葉によってとてつもない不安に陥ったことは特徴的である。さらに，逃亡計画と，精神病のふりをするという突然の決心は，愚直な考えである。彼はじっくりと何時間か考えたりせず，うさん臭い人物をすぐに信用して逃亡計画を任せた。当施設に滞在した最後の日に，彼が私とForel所長に申し出た提案もおめでたいものであった。

　私は話の流れはほぼ次のようではないかと考える。Bはネバダ州で偽医者および鉱山所有者として様々な生活環境のなかで生活した。その後，彼はパリの万国博覧会の代理人になるよう説得された。パリでは彼は州の代理人として皆に敬意をもって迎えられた。彼はこの新しい役割にすぐに並はずれて順応し，たいへんうまく演じた。収集鉱物のうち価値のある物をすべて彼は買い取った。彼の乏しい知識では収集品の残りにどのくらいの価値があるのか，いずれにせよ推測することはできなかった。専門家と誤解された彼は，様々な会社に巻き込まれたが，それらを全く成長させることはできなかった。しかし，それは彼自身を過大に自己評価させることになった。

＊　＊　＊

VI

　以上より，自分の人格に対する彼の嘘の供述は，実際には，多かれ少なかれ彼自身が信じこんでいる単なる架空の大言壮語，極端な誇張であると思われる。いずれにせよ，彼の商売はじっくり検討され，慎重に考えられたものが基礎になっていない。逆に，NやSのように彼は現在にのみ生きており，一時的に輝く環境に身をゆだねていた。一方では遺伝的な嘘をつく性向と習癖によって，もう一方では批判精神の欠如によって，真実と嘘を見極める判断能力が，完全に彼には欠けていた。各出来事では，どの程度嘘が，またどの程度自己欺瞞が存在したか厳密に決定することは無意味であろう。

　彼は少なくとも自分は本当のことを話していない，あるいは重度の精神遅滞ではないと確実に意識していただろうから，私たち専門家は彼に帰責能力が低下していると説明した。既往歴に関する供述が不十分であるため，今のような状態になったのは最近なのか，あるいは若い頃からこういう状態だったのか明らかにすることは不可能であった。彼には以前から嘘をついたり詐欺を行う傾向があったことは，疑う余地のないことである。しかし，最近判断力が低下したために，初めて大きく変化したという可能性も考えられる。既往歴の供述によると，彼は以前には大量に飲酒しており，当施設でも明らかに慢性アルコール中毒症の症状を呈していた。現在の判断力の低下が，早発性アルコール中毒症の障害の始まりに起因する可能性は十分にある。しかしいずれにせよこの症例では，こう仮定したからといって私たちが関心を抱いた症状の解釈にはなんら変わるところはない。以前の症例に対して詳細な説明を行っているので，この症例に対してさらに説明を加える必要はないだろう。

　副次的ではあるがともかく特徴的な点にのみ，私は注意を喚起したい。ここで報告した5つの症例のうち，3つ（第Ⅰ，Ⅲ，Ⅵ章）では，公文書材料が豊富だったにもかかわらず，最も単純な個人情報（名前，生年月日，滞在場所）でさえ完全に明確にすることはできなかった。このような人たちから完全な真実を引き出すことは，完全な情報を与えられている人でさえ，ほぼ不可能である。情報が少ない時は，なおさらである。

おわりに

　私たちは特異な虚言を一連の病歴を通じて追求してきた。はじめのいくつかの症例は重度の精神全般の疾患の症状を呈するもの，次の症例群は，ほとんど，あるいは全く精神の疾患のみとめられないもの，最後の症例は限定責任能力と見なしうるものであった。この順で健常に近づくと見てよいだろう。通常の生活で，法的には責任能力を有していると言うことができるが，実際には，Dr. B将軍とほとんど変わらない人物に稀ならず遭遇する。このような人物では，嘘をつく衝動は，ときには無害な大言壮語の形で現われ，ときにはその人間の本来の職業活動に表われる。政党の狂信的な指導者，あるいは奇蹟の治療によって世間を大いに騒がせる医師，あるいは発見によって世間にセンセーションを巻き起こすいわゆる学者など。このような人たちは，場合によっては誤った何かをしでかす。しかし他人ばかりでなく，ほとんどが自分自身をも欺いているので，常に多くの人間をだますことに成功している。思慮深い観察者ならこのような人物の嘘に気づくだろうが，彼らはたいていの場合，やすやすと難を逃れる。見せかけ以外のことは何もせず，十分に慎重で，熟慮し冷静な計算をするばかりでなく，関係するあらゆるものを考慮した周到な詐欺を行う。これについては，私は患者の病歴のなかで，何度も指摘してきた。

　しかしここでもう一度，症状をさらに詳しく見てみよう。たしかにとくに多くの嘘をつき「異常な詐欺師」と言える人間が存在する一方で，健常な人でも厳密に観察すれば，事情によっては嘘をついたり自己欺瞞に陥るどっちつかずの状態に入りこむことがあると私は確信している。いくつかの症例にもそれが表われているが，いわゆる急場しのぎの嘘の場合には，全体ではなく半分だけ，あるいはうわべだけの真実を言うことによってその場を切り抜けることがある。それが真実ではないことを意識している時

おわりに

もあれば，そのような見せかけによって，自分は完全に本当のことを言ったと自分自身欺かれ，半ば自分でも信じこんでいる場合もある。さらに，論争に夢中になって，落ち着いてよく考えればあからさまな嘘だと言われるようなことを，悪気なく主張することはよくあることである。しかし，正常な人間では少なくともどんなに夢中になっても，けっして，落ち着いてよく考えることを全くしないなどということはないので，人が「悪気なしに」言ったことはいくぶんか割引して理解される。このような嘘は感情的嘘と呼ぶこともできる。

健康な人間でも嘘と思い違いの多様な混合型がたしかに存在するが，ここで述べた事柄が，個々の症例でこのような症状が病的程度までに達していることを示すには十分ではない。これはむしろ，嘘と妄想あるいは記憶錯誤の混合型だと考えられる。

そのような2つの構成要素がほぼ同程度に混合されている症例では，これを日常の会話で使われている「嘘」という言葉で言うのは正しいことではないと私は考える。なぜなら，日常会話の「嘘」はまさに意識的な虚偽であり，「詐病（Simulation）」は意識的に病気のふりをすることだと解釈されるからである。また同じように，症状の一方の構成要素に基づけば，その症状は「錯誤」，あるいは「妄想観念」，あるいは「記憶錯誤」であると，誤って呼ばれることが考えられる。しかしこれらの言葉はある概念のほんの一部だけを示すものであり，全体を表現するものではない。全体として評価するには症状がたいへん重要であるので，症状に特別な名称を与える必要がある。そこで私は，このような症状を「空想性虚言（Pseodologia phantastica）」と呼ぶよう提案する。

この概念に対してすでに使用されている言葉を，少なくとも私は知らない。この概念は，私が思うには，文献のなかではしばしばそれらしきものがほのめかされているが，けっして詳細に描写されたり考察されていない。心理学的プロセスの最良の描写は，文学書のなかに見ることができる。すでにDaudetの「タルタラン」を引用したが，このような例は，通常の生活でも十分に知られている。またKellerの「緑のハインリヒ」から引用した章は，非常に注目に値すると私には思われる。Goetheも同様である。

「詩と真実」の第II巻では，彼は少年の時，自分が考え出したつくり話を自分の経験だとして仲間に語る習慣があったと述べている。彼はこれに関して，「私の本性にしたがって，いい加減な表現と大言壮語を芸術的な表現へと次第に作り上げていかなければ，このような大ぼらから始まったものは後々まで悪い結果をもたらすだろう。…この衝動を厳密に考えると，自分のなかに思いあがりが認められる。その思いあがりによって，詩人自身が最もありそうもないことを有無を言わせず言い表わし，否応なくその最もありそうにもないことを本当だと認めさせる。それは彼，すなわち物語をでっちあげた人物にとっては，なんらかの方法で，真実だと思われたのである。」

　したがって，生き生きとした想像力とその人を惑わせる主題に対する反応を，「異常な詐欺師」は詩人と共有している。私はまさにGoetheとGottfried Kellerが，その子供時代に空想性虚言を自分自身に見てとったこと，また，異常な詐欺師の話がしばしば波乱万丈に富んだ特徴を持つことは，けっして偶然ではないと思う。とくに，患者Nでは，想像力は脳のその他の機能とは対照的に，言わば過剰に発達しており，彼の脳は平衡に発達していなかったことが明らかである。詩人の場合にはそのようなことがなかったので，緑のハインリヒは「異常な詐欺師」にはならず，画家－あるいはひょっとすると偉大な詩人かもしれない－になり，Goetheでは「後々まで悪い結果をもたらすことはない」のであった。

＊　＊　＊

　精神病学に関する文献を見てみると，空想性虚言に関連する観察は，嘘をつく衝動を病的だとしなくてはならない時，すなわち背徳狂とヒステリーの考察では，かなり頻繁に認められる。このような患者は，嘘をつく病的傾向があることが古くから知られており，何度も議論された事実である。この場合，純粋な意識的嘘の形であるかぎりは，これは空想性虚言の発達した形とは本来なんら関係がない。たしかに，どこまでが嘘でどこからが空想性虚言であるかは，けっしてはっきりさせることはできない。しかし空想性虚言が顕著になればなるほど，症状の道徳的欠陥が評価される

おわりに

ことは少なくなる。まさに上述の症状を考察する時に，ほぼそれのみが強調されるものである。背徳狂においては，たとえ空想性虚言と一緒に現われることが多いにしても，嘘が単純な道徳的欠陥として現われることは疑いないことである。これに対し，いわゆるヒステリー患者の嘘については，多くの場合，「嘘」と呼ぶよりはむしろ「空想虚言症」と呼んだほうがいいかどうか，私には確信が持てない。私の考えでは，ヒステリー性発作は，私たちの患者の症状と全く同じである。ヒステリー性発作は，多くの一般の人や時として医学部学生にさえ詐病であるように思われる。患者が，多かれ少なかれ意識的な意図をもって特定の目的のために発作を起こすことができることは，既知の事実である。したがって，ヒステリー性発作においてはせいぜい，故意の意識がどの程度であるか観察することができるだけである。そこでは，患者が意識的であることがほぼ確認される症例から，意識的であるとは言えない症例までの，あらゆる段階が認められる。ヒステリー性妄想観念から空想虚言症を経て単純な嘘へいたる，ゆっくりとした経過を全く同じように示すことができる。

これに関連する供述は，文献では頻繁に認められる。たとえば，Schuele[1]は，「ヒステリー患者の嘘は全く善意からであることもあれば，背徳狂であるために嘘をつくこともある」「患者は嘘をつくが，嘘だとすら考えていない」と述べている。しかし，このような状態ではそもそも何を嘘だと言うことができるだろうか？　クラフト‐エビング[2]は，ヒステリーに関する節のなかで，「再現性の正確さの低下と想像力の増大が結びついて記憶に誤りが生じ，患者は嘘つきの役割を演じさせられる」と述べているが，この短い発言以上のものは認められなかった。これに対して，次の言葉はたいへん特徴的である。すなわち，Krauss[3]と Fritsch[4]は v.Valentini の言葉「プロイセンの犯罪者」を原文に忠実に引用した。v.Valentini は，窃盗犯に「比類なき嘘の手腕」を持った者がいることを強調し，「その他の犯罪者もすべて嘘をつくが，彼らの嘘は不器用ですぐばれるような嘘である。ところがこのような窃盗犯は巧みで自然な嘘をつく。考える必要もなく，すらすらと，口を開いただけで，嘘が飛び出してくる。彼ら自身嘘をついたことをもう覚えていない。彼らには嘘をつくことは第二の天性で

あり，彼ら自身も思い違いをしている」とつけ加えた。Kraussはしかし，この引用のなかで，すべての犯罪者は嘘をつくという事実だけに注目し，Valentiniの的を射た嘘の種類の描写を見過ごした。詐欺と窃盗に関して述べた章では，この問題については少なからずほのめかされている。同じようにFritschは引用に関連して，まず第一に，こういった犯罪者は非常に巧みに嘘をつき，その結果詐病の才にも長けていることを強調した。彼は，このような犯罪者の嘘の多くは習慣的な嘘による完全な影響であり，詐病は別の要因との関連が疑われるが，患者自身は詐病を騙るなどと夢にも思っていないと述べている。しかしFritschも，彼が論議したテーマにとってそれがとくに重要であるにもかかわらず，その問題については，ほんの少ししか言及していない。

　詐病の問題についてはこれ以上詳しく触れないが，ここで再び，精神病患者の詐病は単に「嘘」あるいは「詐欺」の特別な形にすぎないことを強調したい。一般的に使われる表現では，空想性虚言に関するすべてに，詐病という語が適用される。したがって，明白な詐病から明白な精神病にいたるまでには，あらゆる考えられるかぎりのプロセスが存在する。詐病の頻度に関する見解と精神病との大きな相違は，詐病かあるいは精神病かという質問を，あまりにも厳しく対立させることによって生じているように私には思われる。

　嘘を病的症状とする考察では，関連する別の空想虚言の構成要素，すなわち錯誤，妄想観念，記憶錯誤に関する文献においては，私たちが関心を抱く問題についてはさらに少ししか触れられていない。したがって私は，記憶錯誤についてのみ詳しく述べたい。

＊　＊　＊

　一般的な無意識の事実の歪曲については，数あるなかでMandley[5]が的確に簡潔に描写している。健常者の分野においてではあるが，この問題について，少なくとも初めて詳しく考察したのはSully[6]だった。Sullyは「錯覚（Illusion）」という語を，「感覚器官による知覚，あるいは別の形で

おわりに

あると思わせられたとしても，直接的かつ自明の，あるいは直観的な知識の形をしたあらゆる種類の錯誤である」と考えた。しかし Mandley は，錯覚と二次的知識あるいは推定知識の錯誤はけっして厳密に区別されていないとつけ加え，この，最も広義での錯覚に詳細な考察を加えることによって，「記憶の錯覚」に関する章においてだけでなく，頻繁に空想虚言の問題に言及した。彼は「記憶の錯覚」を「錯覚」（狭義）と「記憶の幻覚」に分けた。このような分釈は Kraepelin の「記憶の歪曲」と「記憶錯誤」に相当する。これは Sully 以後の最初の考察であり，今まで記憶障害に対して詳細に行われた[7] 唯一の考察であるが，病理学に関係するかぎりでは，また少なくとも Kraepelin の「確認された記憶錯誤」（Sander の記憶妄覚）が関係しないかぎりは，私たちには関心のないものである。

　Kraepelin は記憶錯誤の概念を厳密に規定し，その概念と妄想観念を区別したが，彼は同じく，たとえばRの供述（第Ⅰ章）を，嘘であると判断しないかぎりは，妄想観念ではなく単に記憶錯誤とみなしたであろう。彼は，患者が時に自分の供述の間違いをはっきりと意識していることを何度も指摘した。彼は進行性麻痺患者の記憶錯誤について，「特定の患者では，誇大妄想を抱く時に最初はまだはっきりとしない感じを抱くことが稀ではないのと同様に，時々自分が述べたことが間違っているというぼんやりとした感覚がまだ残っていると思われる」と述べた。さらに彼は次のように述べている。「とくに循環性精神病の躁病期においては，時々，過去について患者はあらゆる種類の半空想的な話をすることがある。より厳密な試験を行うと，これには真実と作り話がほとんど解きほぐすことができないほどに混在したものであることが示される。ここではほとんどの場合，どの程度実際に記憶錯誤が存在するのか，すなわちどのくらい患者はこの話を実際の思い出として述べているのか，明らかにすることは困難である。患者が大言壮語する病的傾向に理屈抜きで意識的に左右されることは稀ではない。患者が自分の経験として語った事が間違っているという明確な意識を，少なくとも一時的にであれ，完全に失う場合もあるに違いない。」ある例では，患者の意識が再びはっきりとした時に，「一度ならず，患者自身この点について明確なしかるべき情報を与えることができた。」　最後

にKraepelinは，いわゆる多くの「ミュンヒハウゼン風（ほら男爵の）大ぼら物語」，「狩りの手柄大ぼら吹き」の心理学的プロセスを短いながらも的確に描写した。彼らの生活が健全なのはその心理学的プロセスによると彼は考えた。……これに関連してもう一度，空想虚言は健康な人間や「異常な詐欺師」ばかりでなく，「どのような形の精神障害においても，たとえば進行性麻痺患者や躁病患者においても存在する」ということを指摘しておく。

　しかし，Kraepelinの解説を引用したが，彼は嘘と記憶錯誤との独特の混在については厳密に規定していない。彼は一度，進行性麻痺患者の記憶錯誤は「多かれ少なかれ明確な意識的嘘だとみなすべきだろうか」と疑問に思ったが，「このような症例では当然，記憶の錯誤だけについてもはや語ることはできない」と続けた。しかし「それほど意識的ではない嘘」にのみ限れば，意識的嘘の特徴よりも重要なものとは一体何であろうか？私の意見では，まさにこれも記憶錯誤である。

　ここで空想虚言についてもう一度考えよう。Kraepelinはいわゆる「狩りの大ぼら吹き」から直接精神病患者の記憶錯誤へ飛び，重度の判断力低下，進行性麻痺，突飛な言動からさらに進行した症例，あるいは重度意識混濁，躁病，うつ病，ありとあらゆる譫妄状態においてのみ，これを認めた。彼は，健康な状態と病気の状態の間を揺れ動いている患者の記憶錯誤の存在に気づいていないのである。これが私の説明とKraepelinの説明との最も大きな相違点である。私の述べた症例のいくつかは明らかに純粋な記憶錯誤であると言えるが，これに関し少なくとも完全に反論のない例は患者Stの例である。Stでは非常に純粋な記憶錯誤が認められるが，パラノイア患者と同様に，よく考えて明確に判断を下すことができる。このような患者の病歴の存在はKraepelinの一連の主張に対し反駁することができる。彼は，幻覚と退行性幻覚，あるいは譫妄と記憶錯誤の鑑別診断について詳細に論じ，関連する症例として，重度意識混濁症例のみを該当するとした。彼はその特徴として，記憶錯誤の患者が行う供述はそのつど変わり非常に多様であることを強調した。しかし，これは正しくない。たとえ

おわりに

患者が，実際の経験だと称する事柄を何度も何度も繰り返し話したとしても，それは記憶錯誤であり，Kraepelin が考えたように，それを実際の経験であると考える必要はない。同様に，St の病歴によって裏づけが得られたのであるが，短期間の，数時間から数日間前の経験の記憶錯誤は，完全な精神遅滞者の場合にのみ認められるという Kraepelin の主張に対しては反論せざるを得ない。もちろん患者 St が稀な例外なのか，あるいは今までに同じような症例が幻覚と誤って解釈されていたのかは，さしあたりあえて明確な評価を下さないが，私は後者の見解に傾いている。この症例では，催眠術によって「退行性幻覚」(Bernheim) もしくは「暗示あるいは自己暗示された記憶錯誤」(Forel) の形で同じ見解が得られたことから，私の意見は裏づけられた。

比較的批判力が欠如した患者では，かなり純粋な記憶錯誤が存在する可能性があることが，いずれにしても証明された。記憶錯誤は「帰責能力の低下した詐欺師」の空想虚言症の基本的な構成要素であるという私の主張に対する根本的な裏づけとなるので，この証明は私には重要である。

上述の Sully と Kraepelin による専門的な調査と密接に関連するのだが，後者とクラフト-エビングによる教科書の最新版には，記憶錯誤に関していくつかの意見が提示されている。しかしこれには，本質的に新しいことは含まれていない。

ここで報告した材料を提供して下さったことに関して，アルト・シェルビッツの所長 Daetz 氏，フリードリヒスベルグの医長 Reye 氏，ブルグヘルツリの所長 Forel 氏に謝意を表する。また，本論文の執筆の際に私に与えてくれた刺激と指導に対して Forel 所長にとくに謝意を表する。

注

1) 精神病患者のハンドブック
2) 法精神病理学教科書
3) 犯罪者の心理学
4) 精神錯乱の詐病に関する経験他，心理学年報Ⅷ
5) 原文 p.128 の 1）　心の心理学と病理学
6) 原文 p.128 の 2）　錯覚，ライプチヒ，1884 年，
7) 原文 p.128 の 3）　記憶過誤について，精神病患者および神経病患者記録集ⅩⅦ，ⅩⅧ

訳者略歴

秋元波留夫
(あきもとはるお)

1906 年	長野県長野市で生まれる。
1925 年	旧制松本高等学校卒業，東京帝国大学医学部入学。
1929 年	東京帝国大学医学部卒業，北海道帝国大学医学部精神医学教室助手。
1935 年	東京府立松沢病院医員，東京帝国大学医学部副手。
1937 年	東京帝国大学医学部講師，外来医長。
1941 年	金沢医科大学（現在金沢大学医学部）教授。
1958 年	東京大学医学部教授。
1966 年	東京大学退官，国立武蔵療養所（現在国立精神・神経センター）所長。
1977 年	国立武蔵療養所退職，名誉所長。
1979 年	東京都立松沢病院院長。
1983 年	東京都立松沢病院退職。

現　職

金沢医科大学客員教授，金沢大学名誉教授　日本精神衛生会会長，日本精神保健政策研究会会長，日本てんかん協会監事，社会福祉法人ときわ会理事長，社会福祉法人あけぼの福祉会理事長，社会福祉法人きょうされん理事長，きょうされん（旧共同作業所全国連絡会）顧問

著書・訳書

異常と正常（東京大学出版会，1971，復刊 2000），作業療法の源流（金剛出版，1975），心の病気と現代（東京大学出版会，1976），精神医学と反精神医学（金剛出版，1976）真理の帯（創造出版，1978），心の医療（大月書店 1980），失行症（東京大学出版会，1981），マルコム・レーダー著裁かれる精神医学（大木善和と共訳，創造出版 1982），D.H. クラーク著精神医学と社会療法（北垣日出子と共訳，医学書院，1982），S. ブロック，P. レダウェイ著 政治と精神医学（加藤一夫，正垣親一と共訳，みすず書房，1983），てんかん学（山内俊雄と共編，岩崎学術出版，1984），未来のための回想（創造出版，1985），迷彩の道標（NOVA 出版，1985），てんかん制圧への行動計画（秋元波留夫編，日本てんかん協会，1986），精神障害者の医療と人権（ぶどう社，1987），てんかん論集（ぶどう社，1989），神経精神医学（山口成良と共編，創造出版，1990，1998，2001），精神を病むということ（上田敏と共著，医学書院，1990），新作業療法の源流（冨岡詔子と共編，三輪書店，1991），精神障害者リハビリテーション（金原出版，1991），21世紀に向けてのメンタル・ヘルス（秋元波留夫編，日本精神衛生会，1991），精神医学逍遥（医学書院，1994），アンドリアセン，C. 編，分裂病の最新研究（秋元波留夫監訳，藤元登四郎他訳，創造出版，1996），空想的嘘言者に蹂躙された日本（創造出版，1996），精神障害者のリハビリテーションと福祉（調一興，藤井克徳と共編，中央法規，1999），フロー - ヘンリー著精神病理学と脳（秋元波留夫監訳，藤元登四郎訳，創造出版，1999），明るく生きるてんかん（萌文社，2000），ジャクソン著神経系の進化と解体（秋元波留夫訳，創造出版，2000），精神障害者の未来を拓くために（藤井克徳と共著，萌文社，2000），アルベルト・シュワイツァー著イエスの精神医学的研究－正しい理解のために（秋元波留夫訳，創造出版，2001），実践精神医学講義（日本文化科学社，2002），AUM 科学的記録（創造出版，2002），新未来のための回想（創造出版，2002），アンリ・エー著精神医学とは何か（秋元波留夫監修，藤元登四郎他訳，創造出版，2002），神経心理学検査法（秋元波留夫監修，創造出版，2004），精神医学遍歴の旅路 10 の講演（創造出版，2004），刑事精神鑑定講義（創造出版，2004），99歳 精神科医の挑戦 好奇心と正義感（岩波書店，2005），ヘルマン・ジモン精神科作業療法講義（秋元波留夫監修，創造出版，2007）

創造古典選書　1

アントン・デルブリュック
空想虚言者

秋元波留夫　訳

2007 年 4 月 20 日第 1 版第 1 刷発行

発行者　秋元波留夫
発行所　社会福祉法人新樹会　創造出版
〒 151-0053　東京都渋谷区代々木 1-37-4 長谷川ビル
電話 03-3299-7335　FAX 03-3299-7330
E-mail sozo9@gol.com　http://www.sozo-publishing.com
振替　00120-2-58108
印刷　社会福祉法人新樹会　創造印刷

乱丁・落丁本はお取り替えいたします。